JN209078

今日から運動したくなる!

魔法の健康教室

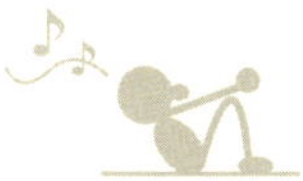

Yamamura Yusuke
山村勇介

こころも
からだも
まるごと
よくなる

梓書院

はじめに

「もし8時間、木を切る時間を与えられたら、そのうち6時間を私は斧を研ぐのに使うだろう」これは、第16代アメリカ合衆国大統領、エイブラハム・リンカーンの言葉です。

大きな事を成し遂げるには、準備と段取りが何よりも重要ということです。私はこのメッセージを、「自分の身体を十分にケアすることは、長い人生において良好な人間関係を築き、豊かな人生を送る秘訣である」と受け止めました。そして、豊かな人生を送るためのカギを握る重要な出会いが、幼少期からはじめた「マラソン」です。

心身が健康であるためには、適切な「栄養」「運動」「休養」のバランスが基本です。しかし、現代の日本では生活様式の変化に伴い、「運動」が絶対的に足りていません。「運動した方がいいことはわかっているけど、なかなかできない」という方も多数いらっしゃるでしょう。その背景には、「運動はきつい、つらい、面倒くさい」という運動に対するネガティブなイメージがあると思います。しかし本当にそうでしょうか。たしかにそういう面もたくさんあると思います。ですが大半はそう思い込んでいるだけではないかと思うのです。

もし運動に対してネガティブなイメージをお持ちの方は、まずは運動を始める第一歩目として、「運動は気持ちいい、心地よい、楽しい」というポジティブなイメージを持つことからスタートするといいかもしれません。

私自身、昔は病弱で、頭も悪く、コミュニケーションも下手……。それが「運動」をきっかけに、人生がどんどん好転していきました。まさに、運動することは、どんな人でも人生を好転させることのできる魔法の習慣だと確信しています。

「幸せ」というものは人それぞれ違いますし、これを手に入れたら「幸せ」という定義もありません。しかし、「健康」が幸せな人生を送る上での重要な要素であることは共感していただけると思います。そもそも、「身体を動かす」ことにより、人間の脳は発達してきたのです。身体を動かしたいという気持ちは、動物としてごく自然なことなのです。これについては本編でも触れますが、私たちの生活に「運動」を取り戻すことができれば、「生活習慣」が変わることは間違いありません。

「運動」を取り戻すためには、まずは「呼吸」を整えることから始めましょう。「呼吸」が変われば、美しい「姿勢」に変わります。美しい姿勢は、生きる姿勢をもつくります。そうすれば、家庭も職場も地域も、もっともっと明るくなります。

社会全体が明るくなって、わくわく楽しく働く大人が増えれば、現実に失望する子どもではなく、将来の夢を描ける子どもが増えると私は信じています。本書では、いままでのネガティブなイメージをよりポジティブなイメージに近づけられるよう、運動のすばらしさや、健康の尊さをお伝えできればと思っています。

難しい話を抜きにすれば、要は「みんな運動しようぜ！」っていうことです（笑）。

あなたもこの本で運動の魔法にかかってみませんか？

目次

第3章　実践！　お悩み別、魔法のエクササイズ

第4章 運動で世界を変える!

第1章

身体が変われば、心が変わる

1　運動が苦手な方にありがちな思考パターン

私はこれまで、延べ2万人以上の方のお悩みと向き合ってきました。その中で、運動が苦手な方に共通している思考パターンがあることに気付きました。それは「運動をしない自分のほうが、本当は都合がいい」ということです。例えば、なかなかウォーキングができない、という方のエピソードです。

朝は、「中学生の息子のお弁当作りで忙しい」とおっしゃいます。食べ盛りの息子さんのお弁当はご飯をギュウギュウに詰めないと足りませんから、それは大変ですよね。

そして昼は両親の介護で忙しく、食事や着替えの介助は本当に大変です。さらに夜は「主人の食事の支度が忙しい」とおっしゃいます。塩分の摂りすぎに気を付けて、野菜もなるべく取り入れた食事を作らないといけません。しかし、ご主人も管理職で仕事のストレスを抱えています。奥さまの介護の苦労や今日あった出来事に耳を傾ける余裕はありません。

そして、膝の痛みがひどくなったと感じていても、自分のことは後回しにしてしまいます。後片付けをしながら、次の日の朝食とお弁当の準備をしなくてはいけません。たまたまお弁当を作らなくてもよい休日、ウォーキングをしようと思ったけど、残念ながら雨が降ってきました。次の休日は、幸い雨も降っていませんでしたが、娘が日焼け止めクリームを持って行ってしまいました。などなど……。

運動ができない理由は、いくらでも出てきます。そして、いろいろな理由で運動ができないとおっしゃいますが、本当は運動が〝できない〟のではなく、〝やらない〟を選択しているだけなのです。

人は慣れ親しんだ習慣を変えることをとても億劫に感じるものです。ですから、運動をしなければと思っている一方で、いままで通り運動をしないでいるほうが居心地がよく、そんな自分のほうが本当は都合がいいのです。しかしそれは、運動をやらないということを選択し続けていることに他なりません。

できない理由を見つけることが、〝やらない選択をする〟という思考パターンをつくってしまっていることに、まずは気付きましょう。

2　え！　こんなのでいいんですか？

私の講演を聞きにきてくださった方が、みなさん口を揃えて言う感想があります。それは「え！　こんなに簡単でいいんですか？」という驚きです。

いかに、〝運動はきつい〟というイメージに囚われているか、「運動」のハードルを自分で高くしているか、の表れだと思います。

そもそも、更年期障害が始まる40代というのはホルモンのバランスが崩れ、筋肉量が落ち、代謝が落ち、自分でもびっくりするくらい身体の変化を感じる時期です。また50代で多いのは、子どもの自立による喪失感です。心のよりどころを失い、躁うつ病を発症する方もいらっしゃいます。高齢社会白書によると、「日本は血縁以外に頼れる近所の人や友人がいる割合が最も低く、国際的にみて、社会的孤立が進んでいる」という記述もあります。

また60歳まで仕事を続けてこられて、定年を迎えた途端に生活のハリと緊張感がなくなり、3～5キロ太る方も非常に多いです。また、80代の方は「いまさら運動したところで、もう遅いでしょう」とおっしゃる方もいます。けれども、そんなことはありません。何歳から始めても運動の効果はあるという研究結果も出ています。

身体の変化を感じて何かしないといけないと思い立ったあなたは、いままさに、ここから先の長い人生を楽しく過ごせるかどうかの大きな分岐点に立っているのです。

運動は苦しむためにするものではありませんよね。気持ちよく、健康で幸せな人生を送るためにもまずは、「運動はきつい、苦しい」という思い込みを取り払って、運動の気持ちよさを感じてみましょう。

3 そもそも、なぜ運動は必要なの？

まず、運動処方が適切であれば、薬と違って副作用がなく、病気、痛みなどの予防になり、健康増進や生活改善に役立てることができます。人間が生きていくうえで欠かせないものが「運動」なのです。

ところが、現代に生きる私たちは、世の中がどんどん便利になっていって、昔に比べると圧倒的に身体を動かさなくなってしまいました。

例えば、和式便所から洋式トイレに変わったことも、大いに関係しています。和式便所のときは、深くしゃがみ込む動作の「フルスクワット」をしていました。これは筋力トレーニングに最適な生活習慣だったにも関わらず、イスに腰かける洋式トイレになってからというもの、筋力を使わない「ハーフスクワット」の姿勢になってしまいました。

つまり、足首と股関節の関節可動域に大きな差がついたため、現代人は足首と股関節が硬くなり、そこから多様な身体の不調につながっているのです。

また、昔は土間があり、台所や居間など、それぞれの仕切りに高い段差があったため、膝を高く上げて上り下りをしていましたし、長い廊下は前屈の姿勢で毎日水拭きをしていました。

このように生活のあらゆる場面で股関節や足首、肩甲骨など可動性の高い関節をしっかり使い、お腹、腰、お尻、足などの筋肉を自然と使っていました。

ところがいまはバリアフリーの住居が増え、家電製品はますます便利機能が充実し、身体をあまり使わなくても生活できる時代になりました。この毎日毎日の積み重ねは、非常に大きいのです。

身体機能の退化は、我々人間が、便利でラクなほうを選択してきた結果です。

実際、宇宙飛行士は「無重力」の中でしばらく過ごした後、地球に戻ってくると、一人では歩けないほど筋力が低下します。私たちも、インフルエンザなどで2日間寝込むと、約1年分歳をとると言われています。「重力」は、地球上で動作を行っている限り、常に身体に負荷を与えています。

持って生まれた身体機能を使わずにいると、心肺機能の低下、体脂肪の増加、リンパや血液の循環不良、筋肉や関節の硬化など、あらゆる側面で身体は退化し、ますます弱くなってしまいます。

つまり、身体を動かさずにいると、筋肉量、代謝、内臓機能などが低下してしまうので、いかに筋肉を使わないことが恐ろしいかがわかるのではないでしょうか。

4 階段はラッキー?!

例えば、以下の症状で心当たりがある項目はありませんか?

・猫背
・肩こり
・頭痛
・眼精疲労
・気付いたら口が開いている(鼻呼吸ではなく口呼吸で生活している)
・朝、口の中が渇いている
・肩や肩甲骨の位置が左右で違う
・足首が硬くなり、かかとを床につけたましゃがめない
・股関節に違和感がある

・腰周辺が重い
・下腹部が出ている（ぽっこりお腹）
・両手で万歳すると腰が反る
・太ももが太くなる、太ももの外側が硬い
・ふくらはぎが硬く、夜中や朝方につることがある
・足がむくみやすい

このような症状は、現代人によくある身体特徴や動作パターンと言えます。放っておくと、その先に待ち受けているのは、メタボやロコモ、生活習慣病をはじめ、健康を害する様々な病気です。

これらの症状は、身体を動かさないことによる身体機能の退化が原因となっていることがほとんどです。実際、私たちの生活は車やエレベーターの普及により、歩く機会が激減しています。

さらに、せっかく歩いて行ける買い物のチャンスさえも、パソコンやスマートフォ

ンで注文し、指先一本でクリックするだけで自宅まで届けてもらえる時代です。

つまり、便利な生活環境の中で暮らす私たち現代人にとって、「意識をして」でも身体活動を増やす必要があるのです。

激しい運動でなくても大丈夫です。少しでも身体を動かせる機会があれば、「ラッキー!」と思って、「一日少しずつでも身体を動かす」という意識を持ち続けることが大切なのです。

5　数々のダイエットに失敗した人

「運動」というと、「ダイエット」を連想する方も多いのではないでしょうか。ダイエットという言葉はそもそも食事制限を意味しますが、「これまで話題になったダイエット、いろいろ試したけど、どれも私には合わなかった」とおっしゃる方がいます。バナナダイエット、もやしダイエット、納豆ダイエット……、残念ながら、これから先も「私に合う」ダイエット方法を見つけるのは難しいでしょう。

バナナダイエットやもやしダイエットなどの「〇〇ダイエット」は、「それだけ食べていればラクして痩せられる！」という、甘いささやきのようですが、もちろんそう簡単にはいきません。摂り過ぎた栄養は吸収されずに排出されるので、偏った食生活をしても意味がないどころか、逆に健康を害する恐れもあります。最も確実で近道なのは、「バランスの良い食事」「適度な運動」「十分な休養」の3点セットです。

そもそも、みなさんはダイエットに関する正しい教育も指導も受けていなくて、情報だけは日々あふれているのが昨今の現状です。人気タレントやスタイル抜群のモデルさんが効果があったように伝えると、情報の真贋《しんがん》や理屈はさておき、ちょっとマネしてみて満足し、効果もないまま終わりになるケースが多いのではないでしょうか。

もしくは、一食ダイエットなど肉体的にも精神的にも過度なストレスを与えて自分を追い込み、集中力と根性で短期間のうちになんとか目標を達成したものの、直後にリバウンドで元通り……というケースもあります。いろいろな人が、いろいろなダイエット法を提唱していますが、正しい知識を持っていなければ、情報に惑わされてしまうだけです。要するに、物事の本質を見抜いて正しい選択をすることが難しい時代なのです。

しかし、たくさんの失敗を重ねた方は、それだけバイタリティーにあふれていますから、正しいスタート地点に導くだけで、ダイエット効果を実感できる方も多数いらっしゃいます。

あふれる情報に惑わされず、まずは自分自身の可能性を信じて、ありのままの状態から、できることを一つずつクリアしていきましょう。

6　不健康自慢をしてしまう人

実は、男性にも更年期障害があるのをご存知ですか？　中高年になると男性ホルモン（テストステロン）が低下して、イライラが多くなる、些細なことで周囲にあたる、集中力が低下して仕事のミスが増える、無気力になる、などの症状が現れます。会社の中でも、中間管理職の立場になり、給料は少ししか増えないのに責任だけが重くなるなどストレスが溜まりやすい年代です。やっかいなのは、女性と異なり、生理が終わるなどわかりやすい身体からのメッセージがないことです。

また、以前はスポーツでストレスを発散していた、という男性も要注意です。30代までは代謝もよいので、食べても、飲んでも、定期的に運動さえすればある程度は肥満を防ぐことができたのですが、40～50代になると、暴飲暴食のクセは抜けずに代謝だけが落ちるので、お腹周りの贅肉がみるみる増えます。このとき、すぐに何らかの手を打てば、まだ健康を維持できる可能性はあるのですが、スポーツをしていたばかりに「な〜に、ちょっとやる気になればすぐに戻る」と過信してしまいます。

人間の筋肉の話をすると、20歳前後をピークに減りはじめ、40歳を過ぎると、筋肉は1年に1％ずつ減少します。普通に生活していても、実は80歳では30歳の頃に比べて約40％筋肉量が減少するのです。中でも、お腹や背中、お尻、太ももなど減少が顕著な部位に関しては、ピーク時の半分まで筋肉が減りますので、代謝が落ち、メタボにも関係してくるのです。

また、イライラや不安を、お酒やたばこ、ギャンブルなどで紛らわせようとし、物事がうまくいかないと暴力に発展してしまうケースもあります。一度、負のスパイラルに巻き込まれてしまうと、抜け出すきっかけを失ってしまい、自分を正当化するために、見つかった病気や自分が不健康なことを自慢してしまったりします。

当然、奥さまにとってもいいことは何一つありません。奥さまだって自分のことで精一杯なのに、家事、育児、介護が重なり、ストレスも限界です。家庭内で、お互いのストレスが衝突して挙句の果てには熟年離婚……なんてことにならないように、ストレスを上手に発散することをおすすめします。

そうは言っても、50代の男性がいきなり運動教室にふらっと現れることはまずありません。ですので、私は企業に出向いて運動や健康の大切さを伝える講演会を行う機会を増やし、そこで出会う方々とのご縁を大切にしています。

まずは、「自分には関係ない」「ちょっと運動すれば元に戻る」という思い込みから脱却することが、健康に近づく第一歩なのです。

7　やっぱり、運動には効果がある！

なぜ、私はこんなにも運動のよさを伝えたいのだろう？　と考えた結果、やっぱり「運動にはすごくたくさんの効果があると強く実感しているから」という答えにたどり着くのです。運動のすばらしさは、思いつくだけでもたくさんありますが、大きく「身体にいい効果」と「精神的にいい効果」の2つに分かれます。

◎身体にいい効果

- 体脂肪の減少
- 血行促進による冷え性や肩こりの改善
- 心臓血管系機能の向上
- 長期的に血圧が安定する
- 糖尿病の改善

・体力と筋力の向上
・膝や腰など関節の痛みの軽減
・肥満、高血圧、糖尿病などの生活習慣病やメタボリックシンドロームの予防
・加齢に伴う生活機能低下（ロコモティブシンドローム）の予防
・記憶力の向上　　……など

◎精神的にいい効果
・爽快な気分になる
・セロトニン（幸せホルモン）、ノルアドレナリン、ドーパミン（やる気ホルモン）、など思考や感情に関わる神経伝達物質の増加
・認知症の予防
・不定愁訴《ふていしゅうそ》の低減　　……など

近年は、レントゲンやCT、MRIなどの検査では「異常なし」と言われるものの、

ストレスや不定愁訴など、明らかに体調が悪いケースも多いのですが、そういった方にも、はっきりと効果を示しておすすめできるのが「運動」です。事実、現代人の運動不足は年々加速し、幼児の歩数の変化だけみても、ここ30年で約3分の1になっています。

こんなにも運動不足が加速した理由は先述の通り、利便性を追い求めた「生活様式の変化」が大きいと考えられます。また「歩く」以外にも、「座る」「立つ」「寝る」「呼吸する」など人間の基本となる動作が著しく衰えているのです。「動かないから、動けなくなる」というのは生理学の原則であり、筋肉は使わないと使えなくなってしまうのです。

筋肉には、

・姿勢を安定させる
・関節の衝撃を吸収して、骨格を守る
・関節を動かす
・エネルギーを消費する

・内臓を保護する
・老廃物を排出する

など、さまざまな働きがあります。これらはすべて「身体にいい効果」と関連していま す。そして、「精神的にいい効果」をもたらしているのは、脳の神経細胞(ニューロン)と関連していることを証明したのが、ハーバード大学医学部のジョン・J・レイティ博士です。彼は、「運動すると、BDNF(脳由来神経栄養因子)という物質が脳の中でさかんに分泌され、このBDNFが、脳の神経細胞(ニューロン)や、脳に栄養を送る血管の形成を促すことが明らかになった」と述べています。

私たちは、定期的に運動することでストレスにも強くなり、これに有酸素運動を取り入れれば、うつ病の予防にも効果的です。また運動は、脂肪から分解された遊離脂肪酸が幸せホルモンのセロトニンを分泌させ、感情をよい状態に保つことができることがわかっています。

運動を始める前にその効果を知ると、身体を動かすことへの理解がより深まり、運動がもっと楽しくなると思います。

8　まずは一歩ふみだしてみよう

「運動をすると、気分がすっきりする」というのは、決して気のせいではありません。これは、医学的にも証明されています。

私たちの身体は、運動をするとβ－エンドルフィンという物質を分泌します。これは別名、脳内麻薬とも言われ、お笑い番組を観て大笑いしたとき、美味しいものを食べたとき、好きな人と一緒にいるとき、などにも分泌されます。

マラソンなどで「ランナーズ・ハイ」という言葉を耳にしたことがあると思います。走ることが無性に楽しくなり、きつさや息苦しさを感じなくなることですが、これもβ－エンドルフィンの分泌が関係しています。

また、セロトニンという物質には、心を落ち着かせてゆったりとした気分にさせる働きがあり、これは、ジョギングやウォーキングなど、一定のリズムで同じ行動を繰り返す運動をしているときに分泌されます。セロトニンが不足すると、うつ病や不眠症になりやすくなるとも言われています。

つまり、運動をすると気分がよくなって脳が活発に働き、思考や行動が前向きになり、現実に起こることも変わる、というプラスの連鎖反応が生まれやすくなるのです。「気分が落ち込んでいるときは、何もしたくない」と思いがちですが、アメリカのバーモント大学の研究チームが発表した研究結果によると、「20分運動するだけで、その後12時間幸せを感じられる」ことがわかっています。また1日15分間の運動だけでも、寿命を3年延ばすことができ、以後、1日の運動量を15分間追加するごとに死亡リスクを4％下げることができます。

他にも、本格的な運動でなくても、散歩やこまめに身体を動かす習慣がある方々は、そうでない人よりも幸せを実感しやすく、充実した時間を過ごす傾向が強いとも言われています。

9　まさか自分が？　運動が好きになる瞬間

「どうせ、私なんか……」「運動なんて、続いたことがないし……」と、伏し目がちにつぶやいていた彼女たちが、いつからか、そんなセリフを言ったことすら覚えていないかのように、キラキラと輝き出す瞬間が訪れます。周囲から、「あなたは、素敵ですね」「あなたは、すごいですね」と認められることを〝他者承認〟と言いますが、「認められたい」と素直にアピールできる方もいれば、心の中では思っていても、伝えられない方もいらっしゃいます。

私の運動教室に来られたあるお客さまは、「最初は自分に自信がなくて、みなさまのご迷惑にならないか、とても心配でした。でもここに来ると、レッスンの間だけは自分を解放できて、楽しく過ごせます」とおっしゃってくださいました。この方に限らず、子育てや介護が忙しくて自分のことを後回しにして来られた方をたくさん見てきました。

しかし、簡単な運動からはじめて、「気持ちいい」「自分でもできた！」という小さな成功体験を積み重ねることで、だんだんと自信がついてくるのです。

運動を通じて、「いまの自分でも大丈夫なんだ」と自信を持つきっかけができたら、あとはもう大丈夫です。運動することがどんどん楽しくなっていき、日々の生活も自信を持って前向きに過ごせるようになります。

さらに自己実現欲求が大きくなると、30キロウォークや下関海峡マラソンにチャレンジする方もいらっしゃいます。「運動が大の苦手！」と言っていた方が、「先生、今度フルマラソンに挑戦します！」と報告に来るときの表情はイキイキしていて、こちらが元気をいただくほどです。運動ができて健康でいられることは、年齢に限らず、自分に自信を与えてくれる源なのかもしれません。

10 運動で人生が変わる！

私が運営するフィットネススタジオ・サンテココアをはじめとする運動教室には、3歳のお子さまから、92歳のご年配の方まで、幅広い年齢層の方が通っていらっしゃいます。

ダイエットに何度も失敗した方や、糖尿病ですぐに息切れする方など、さまざまな方がお見えになっています。

自分も運動で人生が変わった人間のひとりですから、私はみなさんが前を向くきっかけに「運動」を選んでくださったことがとてもうれしいのです。

私は、「身体が変われば、心が変わる」「心が変われば、身体が変わる」と、心の底から実感しています。その証拠に、運動はどんなタイミングからも始められて、どんな状況の方にもプラスに働きます。実際にサンテココアに寄せられたお客さまのお声をいくつかご紹介しましょう。

――Aさん（30代・男性・通い歴1年）

偏頭痛と腰痛で、いつも疲れていました。

以前から偏頭痛に悩まされ、腰痛もひどかったので、家から一歩も出られない生活を続けていました。生活のリズムが悪く、何もしていないのに血圧が不安定で常に疲労感がありました。次第に身体は硬くなり、体幹も弱くなっていたと思います。サンテココアで運動をすると、ストレスが発散できたのか、心と身体の変化をはっきりと実感しました。適度な運動が、いかに生活の中でよい循環になっているかをスタッフさんに報告するのも、サンテココアに通う楽しみになりました。

――Bさん（70代・女性・通い歴4年）

杖2本、必要なくなりました！

以前は、何をするにしても気持ちが落ちこんで、家に引きこもりがちでした。

サンテココアに通い始めた頃も、杖を2本使用していて、スタッフの方のサポートなしでは車の乗り降りもできない状態でしたが、しばらく通ううちに、うっかり杖を忘れて帰ることが増え、やがて杖が必要なくなって、ついに走れるようになったときは本当に驚きました。そこからは、歌を聴きに行ったり、手話の教室に通ったりと人生を楽しんでいます！　いまでは介護される側から、身の回りの人の介助をお手伝いできるようになりました。

これらの声はごく一部ですが、運動には人生を変える力があることを感じていただければ幸いです。

いよいよ次の章では、「運動が大切なのはわかったけど、何からはじめればいいの？」というお悩みを解消していきたいと思います。

【美と健康コラム①】

「食事」「睡眠」「運動」のバランスが大切

現代を生きる私たちにとって、健康を維持する土台を築くためには、「食事」と「睡眠」、そして「運動」の3つが大切です。「食事」で大切なことはいろいろありますが、栄養バランスについて言えば〝まごわやさしい〟と覚えいただくとわかりやすいです。「ま」豆、「ご」ごま、「わ」わかめ（海藻類）、「や」野菜、「さ」魚、「し」しいたけ（きのこ類）、「い」いも、をバランスよく摂ることは、米を主食とする日本人の理想的な食生活と言われています。

同時に、「よく噛んで食べること」も重要です。こちらは、〝卑弥呼の歯がいーぜ〟と覚えてください。「ひ」肥満防止、「み」味覚の発達、「こ」言葉の発音向上、「の」脳の活性化、「は」歯の病気の予防、「が」がん予防、「い」胃腸の働きの促進、「ぜ」全身の体力向上、これら8つのメリットがあると言われています。

ちなみに、卑弥呼は一度の食事で51分の時間をかけて3990回噛んで食べたそうです。ところが現代人の平均は、わずか11分で620回まで激減しています（※出典：斎藤滋・柳沢幸江『料理別咀嚼回数ガイド』風人社）。今こそ、先人の知恵を学び直し、快適な生活に役立てていきましょう。

次に「睡眠」ですが、みなさん、運動をした日はぐっすり眠れると感じませんか？　私たちは通常7～9時間の睡眠時間が必要とされていますが、現在日本人の平均睡眠時間は1日6時間22分（国際睡眠調査2013）と短く、あろうことか睡眠不足は美徳と考えられる風潮があります。

睡眠不足は空腹感を高め、高カロリーのものを欲するようになり、糖尿病や高血圧など生活習慣病に移行するリスクが高まります。また、記憶力や学習能力を低下させ、うつ病などの精神疾患の危険性を高めます。当然ながら仕事でも家事でも生産性が落ち、表情や姿勢といった容姿にも影響を与えます。

質のよい睡眠を手に入れるためにも、適度な「運動」を取り入れることをおすすめします。「食事」「睡眠」「運動」がバランスよく機能すると、「心と身体が健全になり、ストレスに負けない体質に変わる」ことにつながります。

【美と健康コラム②】

日本人に「糖尿病」が多いワケ

糖質をたくさん摂ると、欧米人は肥満になりやすいのに比べて、日本人は糖尿病になりやすい、という話を耳にしたことはありませんか？

これは、長い歴史の中で日本人が農耕民族だったことと関係しています。農耕民族は、たんぱく質や脂質などカロリーを多く摂取する生活に慣れておらず、狩猟民族だった欧米人よりもインスリン分泌能力が低いため、体質的に「皮下脂肪を蓄積する能力」は狩猟民族の約半分と言われています。

それにも関わらず、便利な生活によって運動不足が慢性化し、さらに食生活が欧米化して血糖値を上げやすい食事が増えたことから、日本人の身体は内臓脂肪が蓄積されやすくなっているのです。そうなると、高血糖や脂質異常などが起こりやすくなり、見た目は肥満ではないのに、実は糖尿病という人が増加してしまいます。

一方、糖尿病になった場合でも「運動」を取り入れると、欧米人よりも効果が出やすいというデータもあります。これは、運動をすると皮下脂肪よりも内臓脂肪の方が減少しやすいため、効果が早く出ることが期待できるからです。

男性は加齢とともに内臓脂肪が増加しますが、女性は閉経前までは内臓脂肪量はあまり変化せず、閉経後に急速に増えていきます。その他にも、喫煙はタバコの成分が直接内臓脂肪を蓄積させ、飲酒はお酒自体が問題ではなく、アルコールをきっかけに食欲が増進し、自制心の緩みによって食事内容が乱れ、脂質や糖質の過剰摂取につながります。

ご自身の体重管理はもちろんですが、日本人は体質的に糖尿病になりやすいことを意識し、食事や嗜好品には十分注意することを心がけましょう。

第2章

これならできるかも?!

魔法の運動教室

11　誰でも始められる「さしすせそ」の魔法

運動をしたほうがいいと頭では思っていても、「運動が苦手で続けられる自信がない」「膝が痛いので、1日30分歩くなんて、無理です」、そうおっしゃる方は多数おられます。

「毎日60分ウォーキング」「おやつ禁止！」など、目標を高らかに掲げて、無理やり身体についてこさせるような方法では決して長続きしませんし、身体が先に悲鳴をあげてしまうのは当然です。重要なのは、気合いや根性ではなく、自分の身体と向き合って、身体の声を聞くことです。

運動が苦手、三日坊主で続かない、という方にはぜひ「さしすせそ」の魔法を実践していただきたいと思います。

「さ」は「さする」、「し」は「深呼吸」、「す」は「ストレッチ」、「せ」は「セロトニン」、「そ」は「爽快気分」です。運動が苦手な方でも、「さする」「深呼吸する」「ストレッチをする」のたった3つのことで、幸せホルモンである「セロトニン」の分泌を促し、「爽快な気分」になることができる、という魔法です。

そもそも、どんなに運動の効果効能を理解したところで、いままでまったく運動をしてこなかった方に、「さあ、今日からたくさん運動しましょう！」と言っても無理があるのです。身体の準備ができていないうちに無理やり激しい運動をしても、きついだけですし、それが原因で怪我をしてしまう可能性もあります。

ですから、まずは「さする」「深呼吸」「ストレッチ」の3つのステップで身体の準備を整え、身体を動かすことの「気持ちよさ」を実感してもらうところから始めてみてください。

12 まずは身体を「さする」だけ

私たちの身体の筋肉は、24時間休みなく働いています。眠っているときでさえ、筋肉は体内でエネルギーを燃やして体温を調整する働きを担っています。

疲れた身体を、誰かにさすってもらったり、肩をもんでもらったりすると、気持ちが落ち着いてとてもリラックスしますよね。もちろん、自分自身で全身をさすっても、同様の効果が得られます。

では、いま少しだけ、自分の身体をさすってみてください。まずは、腕。それから肩。少し手を伸ばして肩甲骨の周り。上半身に手の温もりが伝わり、上半身がぽかぽかしてきます。続いて、足先、ふくらはぎ、太もも、これだけでも十分ですが、もし立っていらっしゃるなら、お尻や腰もやさしくさすってみてください。

場所ごとに、筋肉の柔らかいところや硬いところがあると思います。もし硬いところがあれば、もう少しさすってみて、気持ちがよければ、軽く叩いたり、揉んでみたりしてもよいでしょう。ゆっくりと気持ちのよいテンポで繰り返していると、次第に緊張がゆるみ、筋肉がほぐれていきます。

筋肉をマッサージすると、リンパの流れもよくなります。リンパ液を運ぶリンパ管が、私たちの体内には全身にわたって網の目状に広がっています。リンパ液は、血液から染み出した血漿《けっしょう》成分のことで、老廃物を流したり細菌の退治をしたり、重要な役割を果たしています。

ただし、血液は心臓がポンプの働きをして自然と全身に行き渡るのに比べ、リンパ液は、筋肉が動かないと正常に流れないため、体内のいたるところでつまる可能性があります。リンパ液は老廃物を運んでいますから、リンパ液がつまると身体のあちこちに老廃物がつまったままの状態になり、むくみや肩こりの原因になってしまいます。

リンパマッサージの方法は、とても簡単です。身体の末端から中心に向けてさするだけ。お気に入りの香りのアロマオイルを使用すれば、手が皮膚をすべりやすくなるだけでなく、リラックス効果もぐんと高まります。

運動しなきゃと思っていても、疲れていてなかなかできない……。そんな方は、まず疲れた身体をさすってあげることから始めましょう。

13 その「呼吸」は、老いの原因?!

「健康に生きるためのアドバイスをひとつに絞れと言われたら、正しい呼吸法を身につけることだと私は答える」


これは、医学博士アンドルー・ワイル氏の言葉です。

それだけ呼吸は大事なことで、正しい呼吸をするだけで心も身体もよくなります。

ここでは「呼吸」がどれだけ大切なことか、また具体的な方法と身体のしくみについてお話しします。

私たちは、1日2万回以上もの呼吸を繰り返していますが、あまりにも無意識に行っているため、ほとんどの方は自分がどんな呼吸をしているか、気付いていません。

きちんとリズミカルに続いているか？　吸う時間と吐く時間はどちらが長いか？

呼吸を知ることは健康のバロメーターにもなることを知っていただき、ぜひご自身の身体を見直すきっかけにしていただきたいと思います。

呼吸は、私たちの命の限り続きます。正しい呼吸は正しい姿勢をつくり、身体の動きや体質も変化させることができます。呼吸には外側の筋肉を緩めて緊張をほどき、ぎこちない動きからスムーズな動きに変える働きがあります。また、呼吸が安定すると、知らず知らずのうちに感情や思考もコントロールできるのです。

逆に言えば、無意識に正しくない呼吸＝横隔膜《おうかくまく》や胸郭《きょうかく》が上手に使えない呼吸を続けているとそれが習慣になり、姿勢の乱れや肩や腰の痛み、身体機能の低下など、体調不良の悪循環を生み出す原因にもなりかねません。

ではまず、正しい呼吸を理解するため、そのままの体勢で、大きく気持ちのよい深呼吸を2、3回繰り返してみてください。大きく呼吸をしようとするほど背筋が伸びて、無意識のうちに胸が広がり、肩の力が抜けて、身体が少しラクになったように感じませんか？

次は、背中を丸めて猫背になり、深呼吸を2、3回繰り返してみてください。先ほどとは違って、息が吸いにくく、息苦しさを感じませんか？　猫背の姿勢では胸が開かないので胸郭・横隔膜などの働きが悪く、空気を吸おうとしても、上手く吸うことができません。

近年は生活様式の変化やストレスの増加により、呼吸が浅くなっていることがわかっています。呼吸が正しくできていないと、血液の循環やリンパの流れ、栄養素の分配が悪くなり、疲労が蓄積しやすい身体になります。

また、体幹の深部筋機能低下により、下腹部が出たり、腰痛になったり、便秘や冷えにもつながる可能性もあります。さらには、肋骨《ろっこつ》や胸郭のアライメント（骨の配列）が本来の位置からずれてしまうと、首や肩、胸部周辺の筋肉や筋膜が硬くなり、首肩こりや頭痛を引き起こしやすくなるのです。

たかが「呼吸」、されど「呼吸」。「長い息」は「長生き」です。健康を見直す第一歩は、正しい呼吸をすることで正しい姿勢を身につけ、正しい動作につなげていくことです。

呼吸に意識を向けると、骨や関節の動きが広がり、身体にも心にも良い影響を与え始めます。寝る前にゆっくり大きく深呼吸をするだけで、睡眠の質が上がり、ぐっすりと眠れ、朝の目覚めもよくなります。

14 正しい呼吸は、「姿勢美人」の第一歩

「あなたの姿勢の美しさに惹かれました」

サンテココアのお客さまで、男性からそう言われて交際が始まり、見事ゴールインした方がいらっしゃいます。一方、街を歩いていると、背中が丸まった自分の姿がショーウィンドウに映り、「これが自分?!」と落胆したことがきっかけでサンテココアに通い始めた方もいらっしゃいます。

それほど「姿勢」というのは重要で、相手に与える印象に大きな影響を及ぼします。コロンビア大学の研究によると、背筋がピンと伸びた姿勢になるとテストステロンが増えて、ストレスホルモンと呼ばれるコルチゾールが減ると言われています。つまり、よい姿勢はストレスを軽減させるということがわかっています。ちなみに、「猫背」だと、まったく逆の結果が出たそうです。

私はいつも、運動教室や講演会などで「身体の姿勢は、生きる姿勢につながる」とお伝えしています。年齢を重ねると、腰が曲がり、背筋が伸びなくなるのはみなさん同じです。

しかし、このときに「もう年だから仕方ない」と諦めるのか、「まだ、膝が動くから自分の足で歩こう」と前向きに捉えるのか、この違いが5年後、10年後、大きな差を生みます。

悪い姿勢は、心にも身体にも悪影響を及ぼします。

例えば、

・姿勢の悪さが習慣になると、内臓の位置がずれ、余分な脂肪がつきやすくなる。
・血流が悪くなり、肩こりや腰痛などを引き起こす可能性が高くなる。
・悪い姿勢が続くと精神的に落ち込み、自律神経失調症やうつ病のリスクが高まる。

などです。

私は、「姿勢」とは見た目だけのことを指すのではなく、その人の心のあり方や生き方が表れると思っています。

また近年は、デスクワークの多い大人だけでなく、子どもたちも塾や習い事で外で遊ぶ時間が減り、イスに座る時間が増えています。悪い姿勢が習慣になると、身体の不調が起きやすくなるので注意が必要です。

さらに言えば、姿勢の良し悪しは、感情にも影響します。「心身一如《しんしんいちにょ》」という仏教の教えがあります。これは肉体と精神は一体のもので分けることができないということです。例えば、「胸を張ってにこにこ笑ってください」と言われたあと、「同時に、頭の中では、これまでで一番悲しかったことを思い出してください」と言われたらどうでしょう？　脳は、2つのことを同時に処理できないのです。

つまり、よい姿勢を保つことは、心理的な側面においてもプラスの影響を与えるということです。

ですので、日頃から自分の姿を鏡でこまめに確認することは、よい姿勢づくりにとても有効的かつ、自宅でできるいちばん簡単な方法です。この「呼吸と姿勢の魔法」は手っ取り早く始められて効果が実感できる、最もオススメの魔法です。

15 「ストレッチ」でクセを解消

「さする」「深呼吸」をするだけで、ずいぶんと身体はラクになり、気持ちよさを体感していただけたと思います。

それでは次に、凝り固まった身体を解放する「ストレッチ」についてお話ししましょう。

人はそれぞれ、動きの「クセ」があります。そのクセは徐々に身体に歪みをもたらし、気付いたときには肩が痛くてあがらない、腰が痛い、膝が痛い……などの症状を発症してしまうことがあります。

例えば猫背の人の場合、頭が前に出てしまっているため、身体のバランスが崩れてしまっています。そのままだと前に倒れてしまいますので、バランスをとるために腰や首の筋肉が身体を支えようと頑張るのですが、「代償動作」によって無理をした腰や首などに余計な負担がかかり、痛めてしまうことがあります。

クセの恐ろしいところは、一度悪い姿勢がクセになってしまうと、「悪い姿勢でいることのほうがラク」に思えてしまうことです。ラクなように思えて、実はその悪い姿勢は身体のどこかを痛め続けているのです。

その悪循環から抜け出すために、まずは代償動作によって固まってしまった筋肉、いわゆる力が入りすぎている「過緊張」の状態をほぐしてあげることが大切です。

身体が歪んだ状態で無理やり激しい運動をすると、身体を痛めてしまうことがあります。まずはストレッチで身体の歪みを正していくことが先決です。

16 ストレッチにも種類がある

ストレッチというと、「筋肉を伸ばす」というイメージがあると思いますが、厳密には「縮んだ筋肉を元に戻す」ということです。そのための方法として、あえて大きく分けるとストレッチには2つの種類があります。

ひとつは、皆さんがイメージしているもの、つまり、静止したポーズで行う「静的ストレッチ（スタティックストレッチ）」。もうひとつは、筋肉や関節を動かしながらほぐしていく「動的ストレッチ（ダイナミックストレッチ）」です。

運動後やお風呂上がりには、筋肉の緊張をリラックスさせる「静的ストレッチ」をおすすめしています。反動をつけずに、ゆっくりと10〜30秒程度を目安に行います。

運動前や仕事の合間などは、関節を動かしほぐしていく「動的ストレッチ」をおすすめしています。動的ストレッチは、心拍数や体温を上昇させ、筋肉の柔軟性を高めるので、身体を活性化させるのに向いています。

ストレッチやマッサージを行うことにより、筋肉のまわりを覆っている組織「筋膜《きんまく》」をリリース（解きほぐす）する効果にもつながります。筋膜は「第2の骨格」と呼ばれているほど全身に張り巡らされています。つまり、筋膜のねじれを元に戻すことができれば、おのずと筋肉が正しくスムーズに動きやすくなるのです。

ただし、ストレッチを行う際に注意していただきたいことがあります。解剖学的には正しいストレッチだとしても、「個人差」がありますので、すごく効いて体が柔らかくなったり、痛みがなくなったりする人もいれば、なかなか柔らかくならなかったり、逆に痛めたり、というケースもあります。

痛みを伴うような無理なストレッチには注意し、「気持ちいい」と感じる範囲で行ってみてください。

17 「メタボ」だけじゃない！ 起こりやすい病気の数々

これまで、「呼吸」や「マッサージ」など、運動が苦手と思っている方でも始めやすい実践方法と、その効能についてお話ししてきました。ここでは、運動不足が慢性化することによって起こりやすくなる病気や、これから気を付けなければならない病気についてお話しします。

まず、みなさんご存じの「メタボ」は、メタボリックシンドローム（代謝症候群）の略です。これは、内臓肥満に高血圧・高血糖・脂質代謝異常が組み合わさって、心臓病や脳卒中などの動脈硬化性疾患をまねきやすい病態のことを指し、現在では日本人の9割以上が認知しています。

でも、それだけではありません。「ロコモ」という言葉をご存じでしょうか？ これは、ロコモティブシンドローム（運動器症候群）の略で、筋肉や関節、骨など、身体を動かすための器官（運動器）が衰えて、トイレや食事をはじめとした「自立した生活」が難しくなることを言います。

骨の密度が低下して骨折しやすくなる「骨粗鬆症《こつそしょうしょう》」や関節軟骨がすり減る「変形性関節症」なども、ロコモの原因とされています。「近い将来、要介護になりますよ」というロコモ予備軍は全国に4700万人とも言われ、40歳以上の男女で「5人に4人」はロコモ予備軍です。

統計によると10年ごとに2~3歳、日本人の平均寿命が延びていますが、果たして健康なまま長生きできる人はどれくらいいるでしょうか？　医療や介護に依存せず、自分自身で生命を維持し、自立した生活ができる生存期間のことを「健康寿命」と言いますが、どんなに平均寿命が延びても健康寿命が縮めば「不健康寿命」が延びるだけで、結果的には医療費や介護費が膨らむばかりです。

元気なままコロリと亡くなる「ピンピンコロリ」をめざすには、「不健康寿命の短縮」がとても重要になってきます。

また、最近の研究では、加齢に伴う筋肉量の減少と肥満が合併した状態を「サルコペニア肥満」と呼び、身体機能障害を伴うだけでなく代謝障害や動脈硬化が進展して心血管リスクが高まっています。さらには、「フレイル」の問題も深刻になっています。

フレイルとは、「虚弱」や「老衰」、「加齢」とともに心身の活力(運動機能や認知機能等)

が低下し、複数の慢性疾患の併存などの影響も受けて、生活機能が障害されて心身の脆弱性が出現した状態です。ただし、一方で適切な介入や支援により、生活機能の維持向上が可能です。

ご自身がフレイルかどうかを判断するには、次の5つの項目、「体重減少」(意図しない6か月の間の2~3kgの体重減少)「疲れやすい」(何をするのも面倒だと週に3~4日以上感じる)「歩行速度の低下」「握力の低下」「身体活動量の低下」の中から3項目以上が当てはまるとフレイルとなります。

これまで人類が経験したことのない超高齢社会に突入し、日常動作を支える運動器の障害が増える時代です。薬や病院に依存するのではなく、一人ひとりの「自分の健康は自分で守る」という意識が、より一層重要になります。

18 「座りっぱなし」は命の危険

世界中の全死亡の10％は「身体活動不足」が原因です。日本人も、非感染症疾患の死因の主な原因は「喫煙」「高血圧」に次いで、「運動不足」が第3位です。年間2万5千人が運動不足が原因で死亡していると推計されています。さらに、「日常的な座位行動の過多（座り過ぎ）」は、心身の健康に悪影響を及ぼすことが近年わかってきました。

オーストラリアのある研究でわかったことは、「1日2時間のテレビ試聴は総死亡リスクを13％増加させる」というものです。全米の研究でも、テレビ試聴時間が2時間延びると、自殺のリスクが約1・4倍になると報告されています。

また、座る時間が長いと、骨盤が後傾し椎間板の負担が増えることで椎間板が変性したり、仙腸関節《せんちょうかんせつ》への負担が増して腰痛を引き起こしたりします。

1日のうち、できるだけ「座る時間を減らす」意識がとても重要な時代になってきたと言えます。

さらに高齢になると、多かれ少なかれ医療費の負担が増え、生活費を圧迫するようになります。そういった場合は、運動するメリットよりも、運動しないことのデメリット、つまり「お金の損失につながる実情」をお伝えした方が、運動の大切さに気付いていただけることもあります。

私がよく講演会でも紹介する言葉で、「過去と他人は変えられない。しかし、いまここから始まる未来と自分は変えられる」というエリック・バーン氏の名言があります。他にも、運動に関する名言をいくつか紹介すると、

・「運動は、老化現象を食い止める」（マーク・ターノポルスキー博士）
・「運動は、瓶詰めされない特効薬」（アレックス・クラーク博士）
・「運動は、脳の機能を最善にする唯一にして最強の手段」（ジョン・J・レイティ博士）

などがあります。

みなさん、きっと心当たりはあるはずです。だからこそ私は「もし、いまあなたが

運動を始めたら、将来、腰痛や関節痛に悩まされることも、メタボや糖尿病を併発することもなくなるかもしれません。そうなれば医療費はかからないし、糖尿病で透析に多大な時間も自由も奪われることもありません。長距離の旅行だって気兼ねなく行けるはずです」と具体例をあげて、自分の問題として受け止めていただくのです。

病院に通うとなると、時間もお金もかかってしまい、行動の自由も制限されてしまいます。老後の大切な資金と時間を減らさないために、というのもご高齢の方がこれから運動を始める大きな理由の一つになると思います。

19 「情動発散」で上手にストレスコントロール

これまで、さまざまな病気の対策・予防として運動が効果的であることをお話ししましたが、ここでは運動による「精神的にいい効果」についてお話しします。運動が精神的にいいと考えられている理由のひとつ、それは運動が「情動発散」につながっているということです。

怒り、恐れ、喜び、悲しみなど、人間の急速な感情の動きのことを「情動」と言います。私たちの心身が健康な状態を保つには、この情動を発散する情動発散にも目を向けることが大切です。

情動発散がうまくいかずにストレスを抱え込むと、自律神経失調症やうつ病など、心の病の原因になる可能性があります。運動することは、それだけで情動発散にも大きな役割を果たしているのです。

情動発散を生活のなかに取り入れるためには、ストレスが溜まる仕組みを理解することから始めましょう。

人間の脳の構造は、大きく脳幹《のうかん》、大脳辺縁系《だいのうへんえんけい》、大脳新皮質《だいのうしんひしつ》の3つに分けられます。脳幹は365日休むことなく動き続けています。大脳辺縁系は〝動物脳〟とも言われ、本音や欲求をつかさどります。大脳新皮質は〝理性脳〟とも言われ、人間が進化する中で獲得し、高等生物ほど大きいとされています。ストレスを溜めないためには、〝動物脳〟とそれを抑える〝理性脳〟のバランスが重要なのです。

本来、人間は本能のままに行動できれば、ストレスフリーでいられます。しかし、動物脳の欲求をいつも理性能が抑圧してしまうと、脳幹のバランスが崩れて、自律神経失調症やうつ病など、心の病の原因にもなってしまいます。

要は、理性脳が抑圧できないほどストレスが溜まる前に、こまめに情動発散をすればよいのです。発散する方法は、カラオケで歌を歌ったり、ライブで大声を出したり、スポーツで汗を流したり、人それぞれの好きなことで構いません。

他にも、静かに音楽を聴いたり、お香やアロマオイルを焚いてリラックスしたり、悲しい映画を観て涙を流したりすることも情動発散の一環です。ちなみに、私が運営しているリハビリデイサービスでは、心身の機能改善のために効果的な運動療法の他にも、「音楽療法」を取り入れています。

音楽療法は、自律神経を安定させる効果が高く、例えば自閉症や認知症、うつ病など、言葉でのコミュニケーションが難しい方の治療にも有効とされています。人間はリラックス状態になると脳波がα波になり、さらに本能脳が喜ぶ「1/fゆらぎ」のリズムを聴くとリラックス効果が高まります。これは、小川のせせらぎや虫の鳴き声、クラシック音楽にも多くあります。これらを毎日の生活の中に上手に取り入れることも「ストレスとの上手な付き合い方」と言えるでしょう。

また、ご自身の心の持ち方にもストレス解消法のヒントがあります。まずは、思い切って周囲に気を遣いすぎて「いい人」でいることを止めてみてはどうでしょう。自分の気持ちを本能のままに解放すると、ストレスを早めに感知することができます。そして、少々のストレスには「これをすると心地よくなる」という解消の手段をあらかじめ見つけておくと、より効果的に情動発散をすることができます。

最後に一つ、ストレスにまつわるユニークな見解をご紹介します。スタンフォード大学のケリー・マクゴニガル博士は「〝ストレス＝身体に有害〟という思い込みこそが、悪影響を及ぼす」と明言しました。私はこれを知り、「なるほど！」と思いました。これは、ストレスそのものが身体に悪いのではなく、「ストレスは悪」だと思えば身体に悪い影響を及ぼし、「ストレスは悪ではない」と思えば成長や幸せの種にもなる、ということです。

ストレスに対してどう対処するか、その出来事をどう捉えるか、事実や現実をどう受け入れるか、これらを考えて行動することは、これからの生き方にも関わってきます。ストレスとの向き合い方として、「ストレスは悪いものだ」という思い込みを止めることも、ストレス解消の一つの手段かもしれません。

20　魔法の運動教室①「運動嫌いだった私が?!」

ここからは、実際にサンテココアで「運動の魔法」を体験した方々の事例を基に、ケーススタディで具体的な改善方法を学んでいきましょう。

◎Aさん（60代・女性）
《お悩み》
「肥満と高血圧なので、やせて体調をよくしたい。もう薬は飲みたくありません」

Aさんは甘いものが大好きで、毎日甘いものを食べていました。関節疼痛などはありませんでしたが、動くのはあまり好きではなく、運動したらいいのはわかっているけど、なかなかできない、という悩みを抱えていました。

そこで、まずは運動に対するハードルを下げて、意識を変えるところからスタートしました。

具体的には、まず「身体を動かすことの気持ちよさ」を体感してもらい、少しずつステップアップしていきました。サンテココアには週1回通っていただきましたが、自宅でやっていただいたのはたったこれだけです。

①寝る前に1分間の呼吸法
②お風呂で1分間のマッサージ
③毎日「プラス10分」だけ歩く意識

運動が苦手という方は、まずは呼吸とマッサージ、そして普段の生活で「少しだけ」歩くことを意識すれば大丈夫です。

そしてサンテココアに来られたときは、次のような60分のプログラムで、「きつい」と思わない程度に、「動く楽しさ」を感じてもらえるような軽めのプログラムからステップアップしていきました。

①ウォーミングアップ　15分
（筋膜リリース、呼吸法、体幹コンディショニング、動的ストレッチ）
②マシントレーニング（胸、肩、背中、お腹、太もも、お尻など全身筋力）　15分
③有酸素運動（ウォーキングまたはエアロバイク）　15分
④コンディショニング（お腹、骨盤周り中心の自分でできるエクササイズ）　15分

《Aさんの言葉》
「あれだけ運動嫌いだったのに、こんなに楽しいなんてビックリ！　しかも、今では運動することが毎日の習慣になっています。自分に合った方法がわかれば、〝運動をいやいやがんばる必要はない〟ということがよくわかりました。以前より前向きになり、新しく「チャレンジ」することが増えてきました。次は、５㎞のマラソン大会に出場します！」

「運動が嫌い」と言っていたAさんでしたが、「身体を動かすことの気持ちよさ」を実感して、すっかり運動好きになってしまいました。

運動すると「成長ホルモン」が分泌されます。疲労回復後、新陳代謝促進、免疫力向上、細胞の修復などが起こります。疲れているときこそ、運動することで疲労を回復させることができるのです。疲れている人、疲れやすい人こそ運動はおすすめです。

21　魔法の運動教室②「病院オタクだった私が?!」

次は、長年ひどい肩こりと腰痛に悩まされ、整骨院やマッサージに通い続ける日々を送っていたBさんのケースです。

◎Bさん（50代・女性）
《お悩み》
「約20年、肩こりと腰痛に悩まされ、整骨院やマッサージに通っても治らなかった」

マッサージで症状が軽くなるのは、その日だけ。次の日からまた我慢して、限界になったらマッサージに行く、の繰り返し。温泉治療や腕のいい整骨院があると聞くと県外でも出向き、治療に使ったお金は何百万にものぼる……。そんな「病院オタク」になってしまっていたBさんは、長時間座れないため、旅行も山登りも行けず、憂鬱な毎日を過ごしていました。

Bさんの身体のチェックやアセスメント（評価）を行ってみると、次のような問題点がわかってきました。

・口呼吸が習慣になり、呼吸が浅く腹式呼吸がうまくできない
・胸郭が硬い、動きが悪い
・猫背
・腰背部の筋群、筋膜が非常に硬い
・頭が前方に移動して身体の前後のバランスをとっている状態（頭部前方変位）
・首周囲の筋群が過緊張
・体幹深部の筋群の機能低下
・関節可動域の減少

そこでまずは、根本原因である「呼吸が浅く」「姿勢が悪い」ことを改善すること

からはじめました。具体的には、呼吸のエクササイズとストレッチを中心に、自宅では次のようなメニューを行っていただきました。

・腹式呼吸（1分）
・胸式呼吸（1分）
・首と腰の動的ストレッチ（1分）
・肩甲骨を動かす動的ストレッチ（5分）
・体幹トレーニング（5分）
・お尻のトレーニング（1分）
・腰とお尻のストレッチ（1分）
・胸郭周辺のストレッチ（1分）

《Bさんの言葉》
「3か月の運動継続で、肩こり、腰痛ともほぼ改善しました。週2回の通院が苦痛だった整骨院やマッサージは月1回（調整程度）に。久しぶりにバスで旅行ができて感激でした。あんなに簡単な体操でよくなるなんて、本当に信じられません！」

「病院オタク」だったBさんが、たった3か月の「運動の魔法」で見違えるように変身しました。身体が痛いとどうしても毎日が鬱々としてしまいますが、身体が健康だと、心も軽くなるうえ、病院の治療費も浮いて、旅行など好きなことにお金を使えます。まさにいいことずくめですよね。

22 魔法の運動教室③「変形性膝関節症《へんけいせいしつかんせつしょう》だった私が?!」

3つめの事例は「動きたいけど動けない」、関節症を患って歩きたくても痛くて歩くのがつらいという悩みを抱えられていたCさんのケースです。

◎Cさん（80代・女性）
《お悩み》
「O脚で変形性膝関節症、外反母趾と、とにかく歩くのがつらい。30年近く膝の痛みと付き合い、2年前から整形外科に週2回通っていますが一向によくなりません。できれば杖なしで歩けるようになりたい」

関節痛で、歩きたいのに歩けない。そんな悩みを持った方は多数いらっしゃいます。本当は運動したいのに、肩があがらない、膝が痛い……。そんな理由で運動することを断念してしまっている方や、もうよくなることはないだろうとあきらめてしまっている方でも、できることがあるのです。

Cさんの場合、股関節の可動域が極端に低く、硬くなっていました。さらに、下半身全体の筋肉が硬くなっており、関節まで変形してしまっていました。

そこで、痛みを感じない範囲から、筋肉の緊張をほぐすストレッチと、衰えた下半身の筋力強化、そして関節のリアライメント（骨の位置の再調整）トレーニングを行っていきました。具体的には次のような内容です。

・腰ストレッチ（1分）
・足マッサージ（5分）
・足ストレッチ（1分）
・呼吸トレーニング（3分）
・膝ゆがみ調整運動（3分）
・股関節ストレッチ（1分）
・お尻トレーニング（3分）

・体幹トレーニング（1分）
・背中のトレーニング（1分）
・足トレーニング（1分）

《Cさんの言葉》

「膝は完治にはいたりませんが、痛みは驚くほど改善しました。O脚も少し軽くなりました。何より、杖が手放せなかったのに、杖なしで歩けるのがうれしい。新幹線で京都に行き、秋の紅葉を見ることができて、本当に幸せ！　リハビリ体操は毎日欠かさずしていますが、普通に習慣になっているので、まったく苦になりません」

杖が手放せなかったCさんが、杖なしで歩けるようになったことは、本当にうれしい限りです。老いは足腰からといわれるように、「歩くこと」は脳にもよい刺激になるため、認知症などの予防にもつながります。

「痛くて歩けない」という方でも、必ずその人に合った良い方法があるのです。

23 魔法の運動教室④「身体を痛めてしまっていた私が?!」

最後にご紹介するのは、農業と介護で腰を痛め、立てない日が続き体力が低下してしまったDさんのケースです。

◎Dさん（70代・女性）

《お悩み》

「農業など身体は動かしていたので運動は足りていると思っていましたが、亡くなった夫の介護で腰を痛めてからは、立てない日が続き、体力がすっかり衰えてしまいました。整体に通ってもよくなるのはその日だけで、翌日からは元通り……。整体に依存してしまうのも怖く、自分の力でもとの身体を取り戻したい」

Dさんのケースは、運動しないことではなく、逆に酷使《こくし》し過ぎて身体を痛めてしまったケースです。特に崩れた姿勢で無理な動きをし続けると、筋肉が固まってしまったり、関節がゆがんでしまったりし、腰痛や膝痛などを引き起こしてしまいます。

Dさんは身体を痛めてしまってからは、自分の身体が信用できなくなり、運動自体に恐怖心を持ってしまっていました。


そこでまずは、運動ではなく「セルフコンディショニング」、つまり自分の手で、自分の身体を気持ちいい状態にすることを体感してもらうことから始めました。

そして低負荷の有酸素運動を徐々に取り入れていき、運動の気持ちよさを実感してもらいながら体力向上をはかりました。

すると、「身体を動かすのが怖い、動きたくない」というネガティブな気持ちから、「身体を動かすって気持ちいい！」というポジティブな気持ちへだんだんと切り替わってきたのです。

Dさんの場合は、筋肉量は標準で、脂肪量も少なかったのですが、「運動が怖い」という、メンタルが影響を及ぼした体力低下でした。

《Dさんの言葉》

「新幹線で長時間座る自信がなく、何十年も帰省していませんでしたが、〝いまならできる！〟という自信が湧き、片道6時間かかる帰省を実現させることができました。エアロビクスにも挑戦しましたが、とても気持ちがよく、もっと身体を動かしたいと思えるようになりました」

Dさんのように、身体を痛めてしまったことをきっかけに、「運動が怖い、身体が信用できない」というネガティブな思考に陥ってしまう方もいらっしゃいます。

そんな方はまず、自分で自分の身体をいたわってあげる「セルフコンディショニング」からはじめて、自信と「運動の気持ちよさ」を取り戻すことから始めましょう。

【美と健康コラム③】

カロリー計算は、誤解だらけ?!

「ダイエットをはじめよう」という場合、摂取カロリーだけを極端に抑えようとする方がいますが、大間違いです。これこそが、リバウンドの最大の原因です。ダイエットに失敗しないために、まずは「正しい減量」についてお伝えします。

まず、「健康的に身体を引き締め、快適な生活を送りたい」ということが目的であれば、筋肉量や体水分量を減らさずに「体脂肪を減らしていくこと」が目標になります。体脂肪の増減は、原則として「摂取カロリーと消費カロリーのバランス」で決まりますから、どれだけエネルギーを摂ったのか？　そして、どれだけエネルギーを使ったのか？　を前提に考えます。

摂取カロリーは、口から入る食べ物や飲み物など、すべてのカロリーの合計です。消費カロリーは、大きく分けると、

①基礎代謝

②運動・活動代謝
③食事誘発性熱産生

があります。

①の基礎代謝は、何もせずじっとしていても、生命活動を維持するために必要なエネルギーのことです。例えば、「体重55kgの50代女性」の場合、1日の基礎代謝量は約1140キロカロリー※となり、消費カロリー全体の約7割に相当します。代謝の割合では、脳や肝臓を中心に内臓で50％以上、筋肉で20％程度です。

つまり、筋肉を鍛えて基礎代謝量を維持・向上することは理論としては正しいのですが、あまり現実的ではありません。そこで、「歩数計」などを活用して生活の中で「こまめに動くことを意識して身体活動量を増やす」ことが有効になります。つまり、いかに身体活動を増やしていくかが「お腹に贅肉を貯めない」ためのカギになるのです。

※体重×基礎代謝基準値（厚生労働省「日本人の食事摂取基準」による）

【美と健康コラム④】

ついに突き止めた！　リバウンドの正体

「あんなにがんばってやせたのに、リバウンドで元の体重よりも増えてしまった!!」という方がいらっしゃいます。もしかして、その原因は「自分に根性がなかった。もっと続ければよかった」と思っていませんか？　実はあなたが無理なダイエットを続けている間、身体にとっては必要な栄養が不足していたかもしれないのです。

脳の栄養源は１００％ブドウ糖ですので、ごはんなどの炭水化物が不足すると、筋肉の破壊（筋グリコーゲンの分解）を引き起こします。これは低栄養につながり、筋肉量と体水分量が急激に減ることで体重はどんどん落ちていきますが、同時に「基礎代謝量の少ない、太りやすい身体」をつくっているのと同じことになります。

さらに、そのような状態になると、脳は「生命の危機」だと判断してエネルギーを節約しようと考え、消費量や代謝率を下げて「省エネの身体」になろうとします。「省エネ」と聞くとダイエットにはよさそうですが、実はこれが大間違いです。

　摂取したエネルギーをなるべく使わないように溜めてしまうので、どんなに運動をしても体重が落ちにくくなったり、貧血になって息切れしやすくなったりしてしまいます。そうなると脳はストレスを感じ、気力や意識だけではコントロールをすることが難しくなります。ダイエットは、「いかに脳にストレスを感じさせないように取り組むか」がポイントなのです。

　つまり、食事療法と運動療法により生活習慣を改善していくことは最も王道ですが、そもそも「あなたがなぜそのような考え方、価値観、ストレス、生活習慣、体型、体調になったのか?」という、過去の体験や環境によって〝固定された観念〟に気付き、内面から解決していく広い視野も大切なのです。

第3章

実践！ お悩み別、魔法のエクササイズ

24

お悩み①『このお腹、なんとかならない？』

私が講演などでよくいただく質問の第1位は、「どうしたらやせますか？」というものです（笑）。また、男性からは「腹筋運動をしているけど、お腹が凹みません。なぜですか？」という質問もよくいただきます。

特に30代以降では、男性も女性もお腹まわりのたるみが気になる人が増えてくると思います。お腹を凹ますためには「腹筋運動」というイメージがあるかもしれませんね。しかし、残念ながら腹筋運動だけでお腹を凹まそうとするのは正直なところ難しいと言えます。なぜなら、男性のお腹が出ている場合、ほとんどが皮下脂肪だけでなく内臓脂肪の蓄積によるものだからです。

もちろん、腹筋運動が悪いということはありませんが、内臓脂肪を減少させるという目的に対して適切な方法を考えるなら、「有酸素運動」「下半身の筋力トレーニング」「食事」の3つが一番の近道です。足、お尻、背中、胸など大きな筋肉、特に下半身の筋肉を鍛えることが有効です。なぜなら、「筋肉量の減少」が基礎代謝量の低下につながり、内臓脂肪の増加を招いていると考えられるからです。女性の場合は、これに加えて筋肉量が男性に比べて少ないことや、妊娠、出産、閉経などにより脂肪を蓄えやすい性質も関係しています。

そこで、お腹まわりが気になる人にいちばんお勧めしたいのは、ウォーキングなどの有酸素運動によりエネルギーを消費することです。これまで長い時間をかけて蓄えてきた脂肪（エネルギー）を減らすには、地道に運動を続けることは避けられません。また、より効率よく成果を出すためには「筋肉量」を増やすことが鍵になります。そして、運動して脂肪（エネルギー）をしっかり消費していても、それを上回るエネルギーを摂取していたら、いつまで経ってもお腹は凹みません。「食事」にも気を配ることが大切です。

☞ **エクササイズ①、②、③、④参照**

25

お悩み②『膝の内側が痛いんです…』

「膝が痛くて、病院に行ったら、軟骨がすり減っていると言われました」

こういった声は、70代の女性からよく聞きます。高齢の方で膝に痛みがある場合、「変形性膝関節症」のケースがとても多いです。膝関節の中でクッションの役割を果たしている軟骨（半月板）がすり減って炎症が起こり、痛みを感じるのです。

変形性膝関節症は、高齢女性に多く、加齢が発症の基にあって、肥満、筋力低下、重労働、下肢のアライメント（骨の配列）異常などにより起こるものです。関節軟骨の摩耗や破壊を予防するためには、「骨のアライメントを整えること」「過緊張した筋肉・筋膜をゆるめること」「膝周囲の筋肉をバランスよく鍛えること」「ムダな体脂肪を減らすこと」などの対策があげられます。

エクササイズ⑳、㉑、㉒、㉓、㉔、㉕、㉖、㉘参照

26 お悩み③『呼吸法がよくわからない。なにが正しいの？』

「テレビや雑誌ではいろいろな呼吸法が紹介されています。健康のためには、いったいどの方法がいいのでしょうか」

このような質問もよくお聞きします。まずは簡単に呼吸の種類と、よく耳にする呼吸法（呼吸トレーニング）についてご紹介します。

《呼吸の種類》

腹式呼吸　横隔膜《おうかくまく》を中心に行う呼吸です。胸（肋骨）を動かす胸式呼吸に対して、お腹（横隔膜）を使って行う呼吸です。リラックスしたいときや、寝る前などにおすすめです。

胸式呼吸　ひとことで言うと、「肋骨を動かす呼吸法」です。肋骨の間には肋間筋《ろっかんきん》（内肋間筋・外肋間筋）という筋肉があり、その筋肉の収縮活動によって呼吸が行われます。肋骨が動くことで胸郭が動かされ、肺で空気の出し入れが行われます。

緊張や興奮を伴うので、朝目覚めたときや、スポーツ、やる気を出したいときなどに有効な呼吸法とも言えます。

スポーツ活動が多い人や、緊張、ストレス、プレッシャーの多い人、男性に比べると女性のほうが胸式呼吸の人が多い傾向にあります。そういう人は、首・肩・胸などが無意識に緊張しているため呼吸が浅くなり、疲れがとれにくいということが起こっています。

《呼吸トレーニング法》

ドローイン　おへそを背骨にくっつけていくイメージで、お腹を凹ませる呼吸トレーニング法です。お腹の筋肉の中でも特に「腹横筋《ふくおうきん》」を活性化させるトレーニングです。

ブレーシング　ドローインが息を吸ってお腹を凹ませるのに対し、ブレーシングはお腹をふくらませる呼吸トレーニング法です。体幹まわり全体の筋肉を同時に活動させて、体幹の安定性を高める目的があります。

例えば、お腹にパンチをされるというとき、反射的に「グっ」とおなかに力が入ると思いますが、そういうイメージです。お腹をわざと大きくふくらませてパンパンにする、というのもお腹の筋肉を鍛えるトレーニングのひとつです。

呼吸法にもいろいろありますが、言ってしまえばどの呼吸法をトレーニングしたとしても、「浅く短い」呼吸から、「深く長い」呼吸に切り替えていくことに役立ちます。「長い息は〝長生き〟」です。既に述べたように、呼吸と姿勢は切り離せない関係にあります。正しい呼吸によって、正しい姿勢を身につけることが健康への第一歩です。

☞エクササイズ①、②参照

27

お悩み④『太ももを細くしたい』

太ももの脂肪が多い人は、太ももに限らずお腹にも背中にも脂肪がついているはずです。ここでは、運動はしている、体重もそんなに多いわけじゃない。だけど、なぜか太ももが太い。例えば、「走ったり、食事に気を付けてダイエットしても、太ももが太いままなので、なんとかしたい」「ランニングしても太ももが全然細くならない。逆に胸は小さくなってしまった」という人に向けてのアドバイスです。

ずばり、この原因を一言で言えば「姿勢が崩れている」可能性が高いです。私のクライアントでよく見られるケースでは、「呼吸が浅い」「体幹機能が低下している」「お尻の筋肉が衰えている」「股関節が硬い」「お尻が垂れ下がっている」「太ももの前側や外側が硬い」などの特徴があります。

つまり、ふくらはぎや太ももの側面・表側に体重がいつも乗っているような身体の使い方、姿勢です。このように偏った姿勢で身体を支えているため、使われている筋肉はいつも硬く、緊張している状態になっています。一方、太ももの内側の筋肉はあまり使われていないので弱くなって、ぽやぽやしてたるんでいます。

ざっくり言うと、お腹とお尻をうまく使えていないから、太ももの筋肉が発達せざるをえない。だから、太ももが太い。がんばってランニングしても、一向に細くならない、というわけです。身体（骨格）をバランスよく全身で支えることができれば、お尻が適度に発達し、太ももの過剰な発達がとれて、太ももは今より細くなっていきます。

☞エクササイズ①、④、㉓、㉔、㉕、㉖参照

28

お悩み⑤『猫背を治したい』

猫背は、40代や50代の方であれば、筋力不足や筋肉の柔軟性低下などが原因で起こっていることが多いので、ストレッチや筋力トレーニングで改善が可能です。しかし、長い間猫背だったり、年を重ねていたりすると、骨の形が変形したり、筋繊維数や長さが変化していて、元の良い姿勢に戻すのが難しいこともあります。

現代人の生活をみると、仕事ではパソコン、プライベートでもスマホの画面を覗き込む時間が長く、背中が丸くなり、首を曲げた「スマホ姿勢」の人が増えています。本来、背骨はS字状のカーブに彎曲《わんきょく》して、重力という圧をうまく分散できる構造になっています（生理的彎曲）。しかし、スマホ姿勢などの身体に負担のかかる姿勢が日常的なものになると、見た目の印象が悪いだけでなく、関節や筋肉の疲労や痛み、さらには日常動作にまで悪影響を与えてしまいます。

猫背になる人は、僧帽筋や菱形筋と呼ばれる背中の筋肉が弱化していることが考えられます。また、鎖骨周辺や胸の筋肉が縮んでいたりします。ここから、肩や腕の痛み、リンパの流れの滞りから肌の状態や冷え、便秘などにもつながっていきます。

猫背は普段、無意識にそうなっていることが多く、意識されることはほとんどありません。このように、無意識にとっている呼吸の姿勢が身体に与える影響、健康への影響は、とても大きいのです。

☞ **エクササイズ⑦、⑧、⑨、⑩、⑪、⑬、⑭、⑯参照**

29 お悩み⑥『冷え性、便秘で困っています』

冷え性、便秘の方は、私の女性クライアントの方にとても多いのですが、実際にたくさんの方が改善しています。こうしたよく見られる症状には、女性の身体的特徴や生活環境が影響しています。「筋力が少ない」「身体の冷えが著しい」「食生活が乱れている」、何より「1日の運動量が絶対的に少ない」場合が多いです。

特に地方では年代を問わず、車を利用している人が多く、歩くことがとても少なく、夏は室内で冷房の生活で、気が付くと身体を動かして汗をかく機会も減っています。ストレスのとても多い時代背景や生活環境により、職場や家庭などのさまざまな場面で身体が影響を受けています。このような生活を改善し、自律神経の乱れ、ホルモンの乱れを整えることも大切です。

☞ エクササイズ①、③、④、⑤、⑱、㉔参照

30 お悩み⑦『むくみを治すには？』

「むくみ」は、余分な水分が溜まっている状態、つまり、リンパ管に老廃物が溜まっている状態です。

飲み過ぎたり食べ過ぎたりした次の日、「顔がはれぼったい」ということありませんか。これは水分が不足していることが考えられます。また、夕方になるとブーツ、ハイヒールがぱんぱんになって足がむくんだり、靴下の跡がついていたりします。こういう人は、長時間立ちっぱなし、デスクワークで8時間座りっぱなしなどの生活で、体内の水分が重力で足のほうに停滞しているのです。お風呂で湯船につかる、温める、筋肉を動かす、さする、ストレッチするなどして、リンパの流れを改善して老廃物を排出することが有効です。

エクササイズ③、⑤、㉒、㉓参照

31

お悩み⑧『足がよくつる。どうしたらいい？』

「こむら返り」とも言いますね。これは筋肉の痙攣のことです。朝方、「ふくらはぎ」がつるという方が多いです。直接的な原因は、急な歩き過ぎなどの筋疲労や、ミネラル不足、脱水により筋肉が緊張することだと言われています。

また、体幹機能の低下、体重の増加、筋肉が硬い、足の裏が硬い、などが影響しており、動脈硬化の進行やミネラル・ビタミン不足、筋・筋膜損傷、または単なる筋肉痛など様々な可能性が考えられます。

ふくらはぎ（下腿三頭筋）は重力に対し身体を支えてくれている抗重力筋の重要な一つですから、姿勢の崩れた現代人にとって「ふくらはぎが疲労し、筋肉が固まっている」のは当然のことです。人体の血液は70％が下半身に集まり、ふくらはぎは血流をポンプ作用で心臓へ戻すので「第2の心臓」とも呼ばれます。

こむら返りの予防には、水分補給、ストレッチ、マッサージなどが効果的です。蒸したタオルでふくらはぎを温める、やさしくさする、足をぶらぶらしてゆるめることなどです。ここでは、冷えや血液循環不良から発生するふくらはぎの痛み予防・解消法をご紹介します。

①マッサージ（さする・揉む）、②ストレッチ（筋肉を伸ばす・縮んだ筋を元に戻す）、③温める（痛みが強い場合は炎症軽減のためにアイシング）、④足の位置を高くして寝る（足元にクッションを敷くなど）などです。

☞ **エクササイズ⑫、㉒、㉓参照**

実践！魔法のエクササイズ

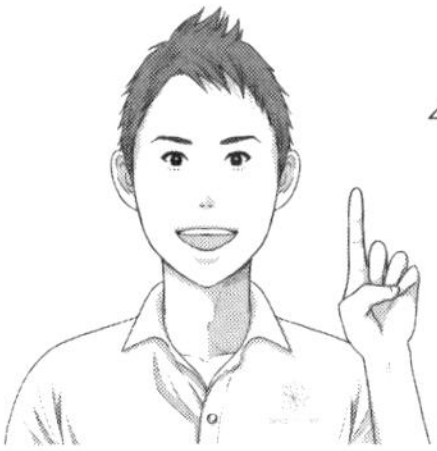

ここで紹介するのは、私が自信を持っておすすめできるエクササイズです。しかし、その日の体調や、エクササイズの仕方、病気や痛みなどの既往歴によって個人差がありますので、以下の注意点を守り、安全におこなってくださいね！

—注意点—

① 運動前に血圧や体調をチェックし、
その日の体調に合わせて
運動量や強さを調整しましょう。

② 脱水症や熱中症を予防するために、
運動時はこまめに水分をとりましょう。
ポイントは「のどが渇く前に水分摂取をすること」です。

③ まずは無理なくできるエクササイズから始めましょう。
楽しみながら行えることが、長続きできるコツです。

④ 慣れてきたら、「ほぼ毎日」の習慣として、
生活の一部として続けていきましょう。
余裕が出てきた方は、少しずつ運動の強さや回数を
増やしていきましょう。

⑤ 痛みがあるときや体調不良の場合は、
無理せずに休みましょう。
また、運動中や運動後に痛みが出た場合は
専門医に相談しましょう。
（持病のある方は、事前に医師にご相談ください）

1 腹式呼吸エクササイズ

コアを鍛え、精神にも肉体にも効果大！

① 仰向けになり、下腹のあたりに両手を軽く添え、全身を脱力させます。

めやす
呼吸：各5秒 計1分程度 ［目標］ 各7秒・計3分程度

② 鼻からゆっくり息を吸いながら、おなかの内側からおなか全体をふくらませていきます。

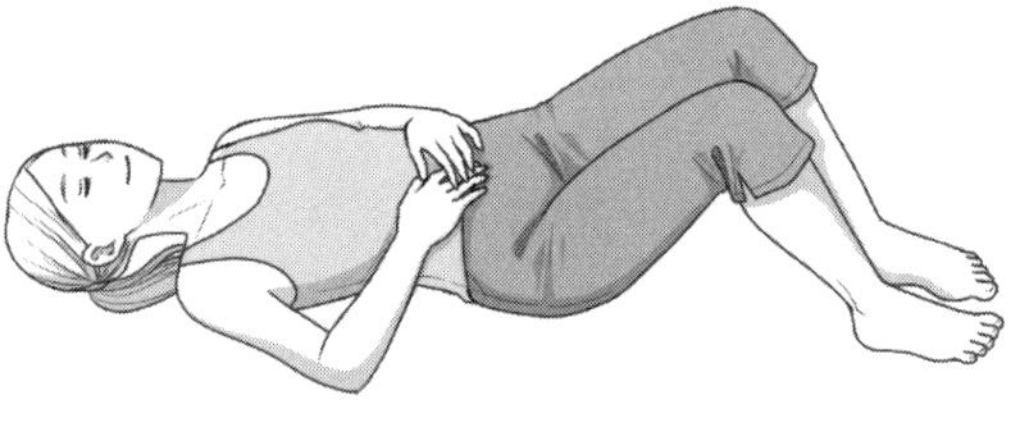

③ 時間をかけながら鼻から息を吐いていき、おなか全体がしぼんでいくのを感じてください。

POINT!

無理やりがんばると首や背中の筋肉が張るので、少しずつ大きく膨らむように行ってください。

2 胸式呼吸エクササイズ

胸郭の動きが広がり、深くてスムーズな呼吸へ！

① 仰向けになり、全身を脱力させたまま、肋骨のあたりに両手を添えます。

めやす
呼吸：各5秒
計1分程度
［目標］
各7秒・計3分程度

② 鼻からゆっくり息を吸いながら、肋骨と胸全体を開いていきます。

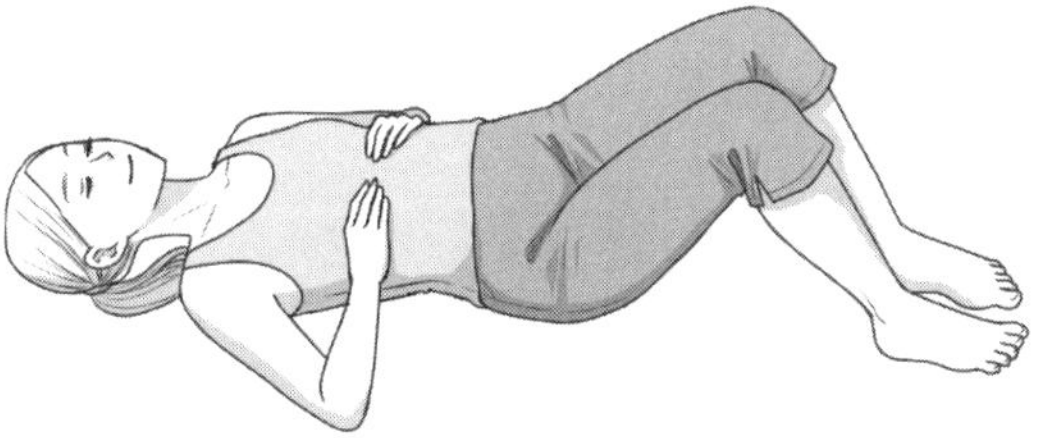

③ 鼻から息を吐いていき、両手で肋骨をやさしく押していきます。

POINT!

なるべくお腹は動かさず、肋骨の動きを感じてみてください。肋骨が引き上げられ、胸郭が広がるのを感じてみてください。

3 ウォーキング

体脂肪燃焼とストレス解消！　体力も脳機能もアップ！

めやす
週3～5日
1回20～30分

① 背筋を伸ばし、肩や腕はリラックスして腕を振ります。

② やや大股で、かかとから柔らかく着地します。

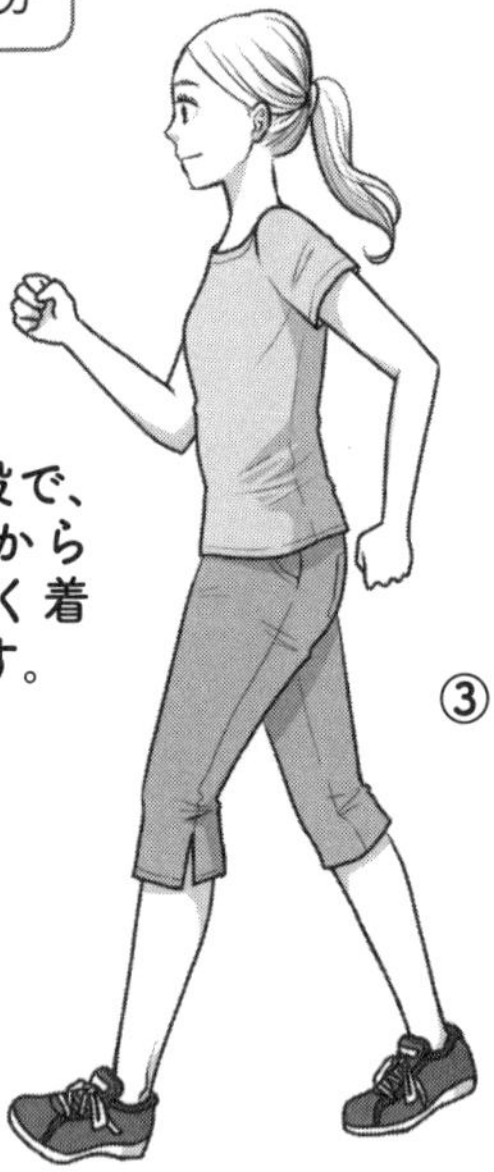

③ テンポよく、リズミカルに歩きます。

POINT!

息が軽くはずむ程度の速さで、無理せず楽しく歩きましょう。

4 トランクカールダウン

ポッコリお腹の解消と便秘改善に！

めやす
1回8秒
×5～10回
＊8秒かけて倒れる

① 両手を足に添え、背筋を伸ばします。

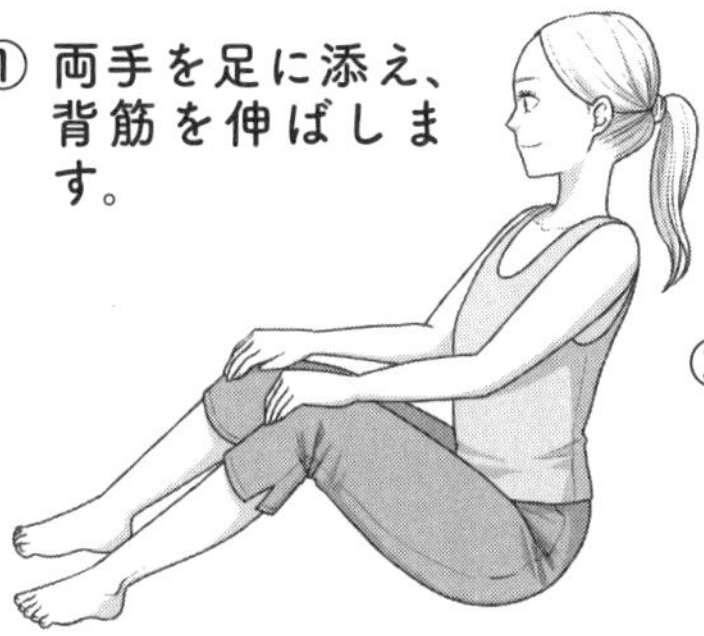

② 息を吐きながら、背中を丸め、身体を後ろにゆっくりと倒していきます。

③ 腹筋を意識し、腰が床に着いたらスタートポジションに戻ります。

※ 1回ずつ床に手をついて起き上がってください。

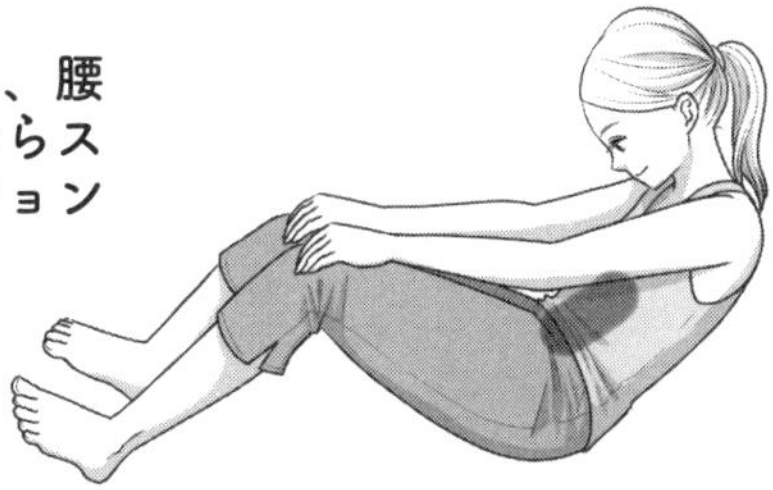

④ お腹が薄い状態を保ったまま行います。

POINT!

みぞおちを中心におなかを引っ込めながら、背中を丸めましょう！

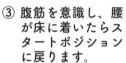

5 スプリットスクワット

下半身、お尻、背中を鍛えて、バランス力と歩行能力アップ！

めやす
1回8秒
×5〜10回
4秒で下がり4秒で戻る

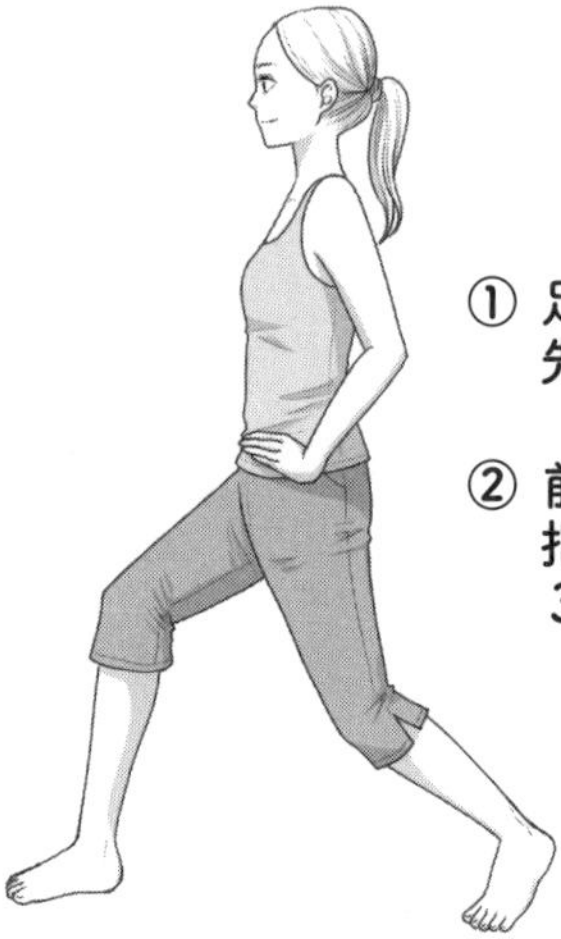

① 足を前後に開き、膝とつま先を正面に向けます。

② 前足の「親指の付け根・小指の付け根・かかと」この3点に体重を乗せます。

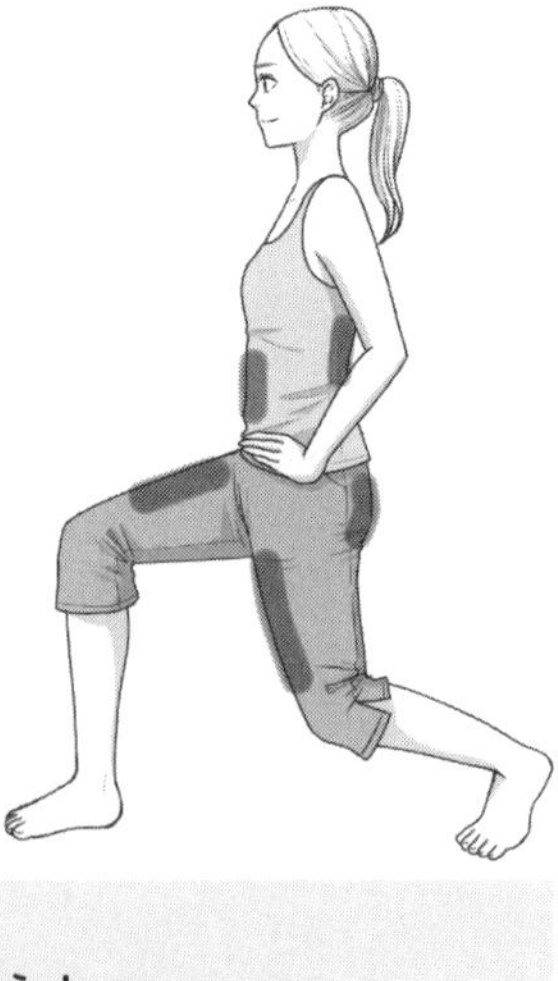

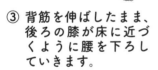

③ 背筋を伸ばしたまま、後ろの膝が床に近づくように腰を下ろしていきます。

④ 下がるときに息を吸って、上がるときに息を吐きます。

POINT!

背筋をまっすぐ伸ばしましょう！
膝がつま先より前に出すぎないように注意。

6 ワイドスクワット

安全で効果大！　抗重力筋を鍛えて、代謝アップとスタイルアップ！

めやす
1回8秒
×5〜10回
4秒で下がり4秒で戻る

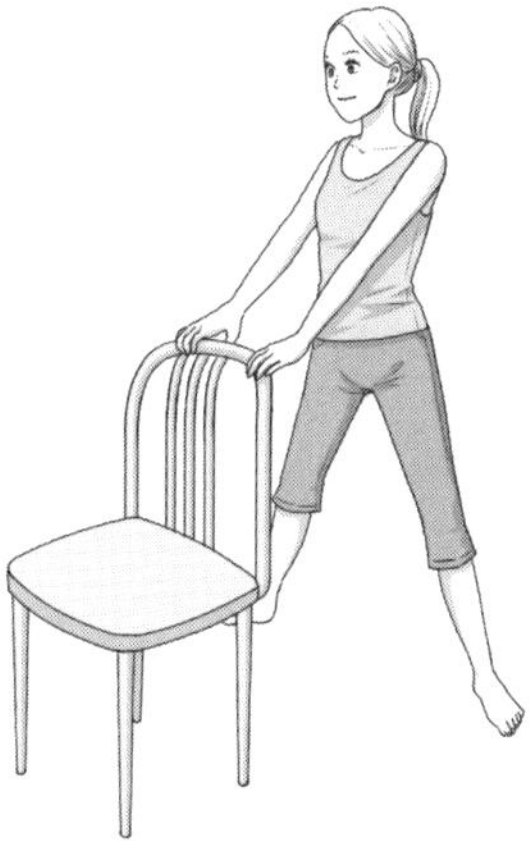

① 腰幅より大きく足を広げ、つま先と膝は少し外側に向けます。

② 両手は軽くイスに乗せ、股割りをするように腰を下ろしていきます。

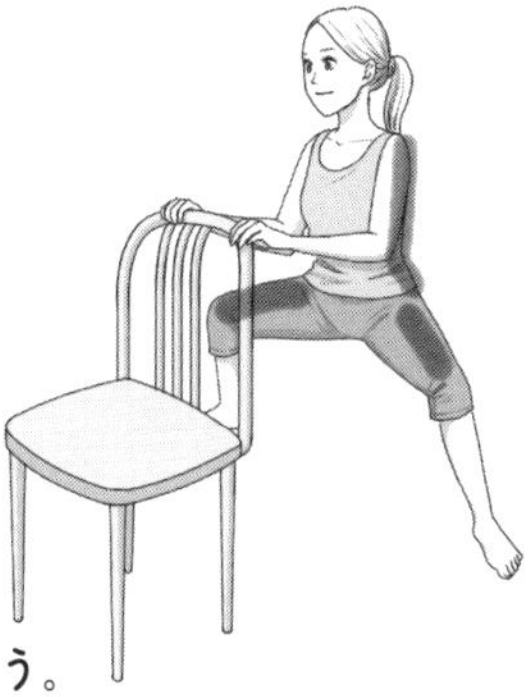

③ 背筋を伸ばしたまま、胸を張って行います。

④ 下がるときに息を吸って、上がるときに息を吐きます。

※ バランスがとれる人は、手を腰にあてて行いましょう。

POINT!

背筋を伸ばしたまま深くしゃがみ、太ももの内側やお尻も意識しましょう！

7 バックエクステンション

背中全体を鍛えることで、猫背改善と美しい姿勢に変わる！

めやす
1回8秒 ×5〜10回

① うつ伏せになり、斜め下方向に両手を広げます。

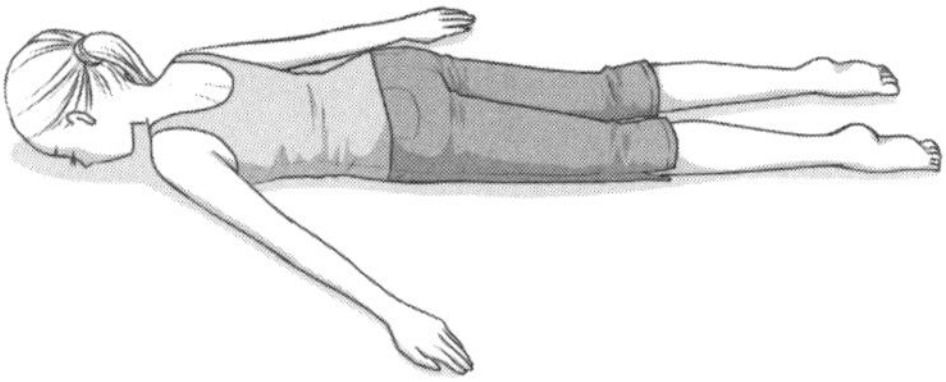

② 上半身と両腕を床から離し、腰や背中の緊張を感じます。

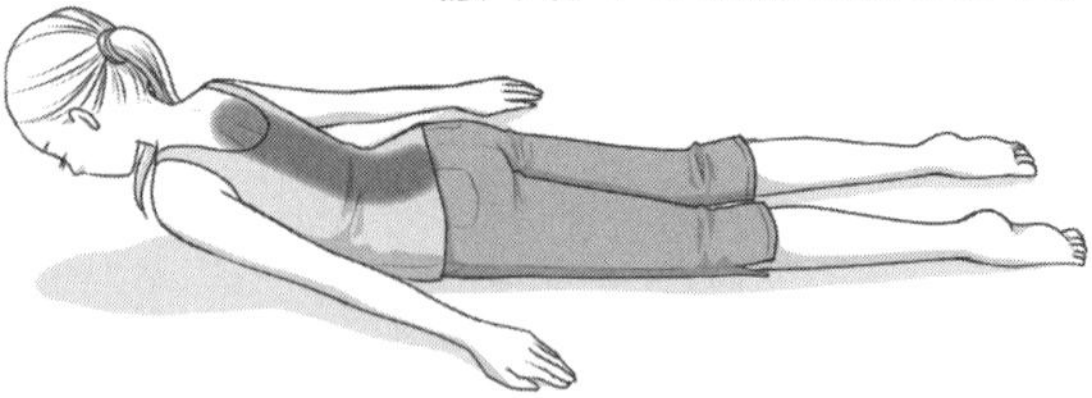

※ 腰が痛むときは無理せずに。

POINT!

アゴは引いたまま、肩甲骨を内側に寄せます。
腰を反らしすぎないよう注意しましょう！

8 首まわし

頭と肩甲骨を支えている首は疲労でいっぱい！
こまめに癒しましょう！

めやす
1回30秒程度

① 首や肩がラクな位置で両手を床に添えます。

② 円を描くように気持ちの良い範囲で首をまわしていきます。

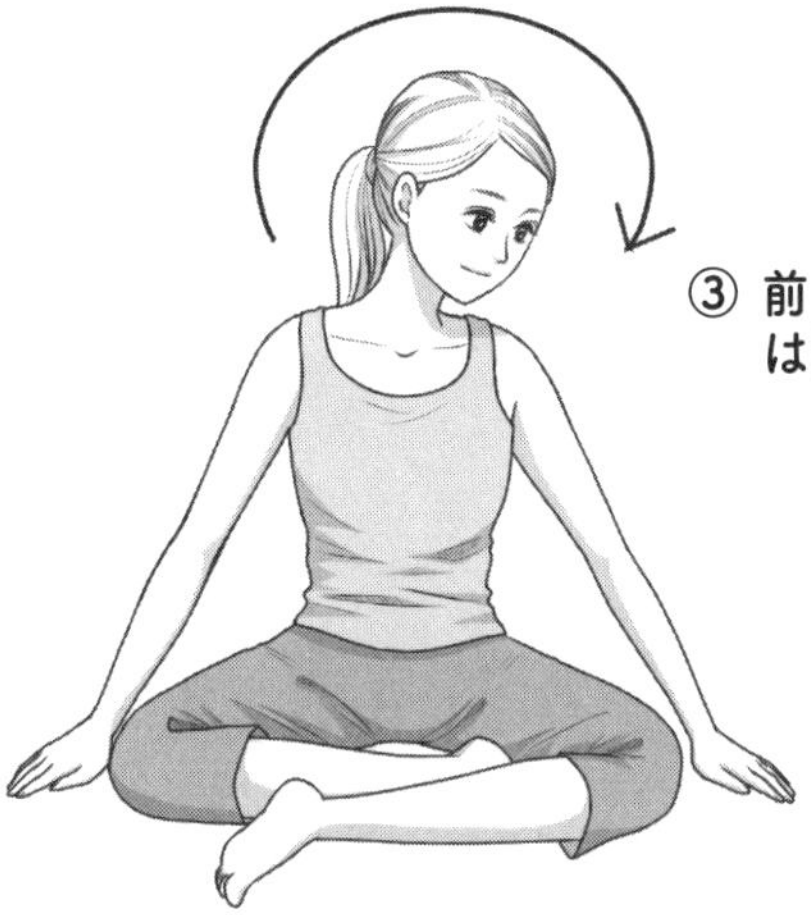

③ 前は深く、後ろは浅く行います。

POINT!
目を閉じて、口を軽く開くと顔全体の筋肉が緩みます。
痛みのない範囲で心地よくまわします。

9 肩甲骨まわし

肩こり予防と猫背予防におすすめ！
たった5秒で気分爽快！

めやす
1回30秒程度

① 両手を肩に添え、首や肩は脱力します。

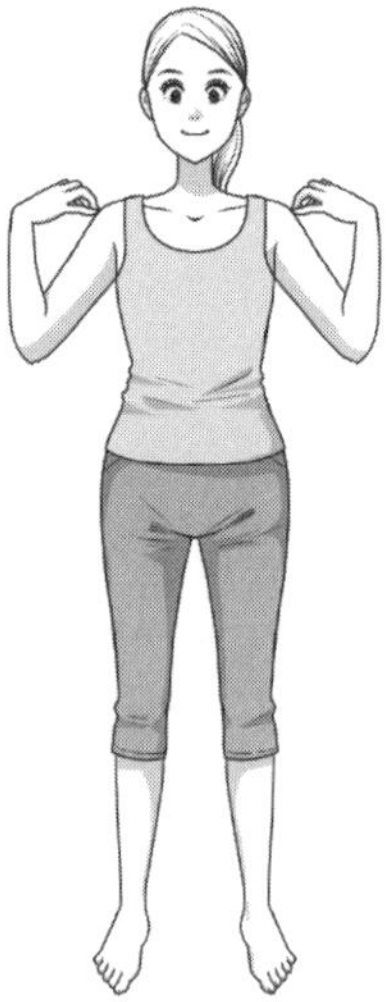

※ 内側から外側にまわしてください。

② 肘で大きな円を描くように肩をまわしていきます。

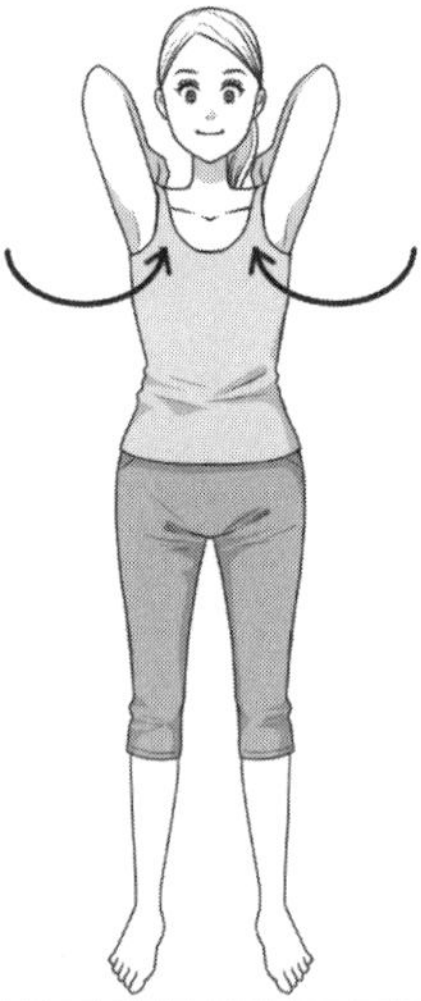

POINT!

自然な呼吸とともに、肩甲骨を大きく動かすイメージでまわします！

10 肩シュラッグ

肩こり予防に効果的！　胸が広がり呼吸もラク！

めやす

1回30秒程度

① 肩を耳に近づけていきます。

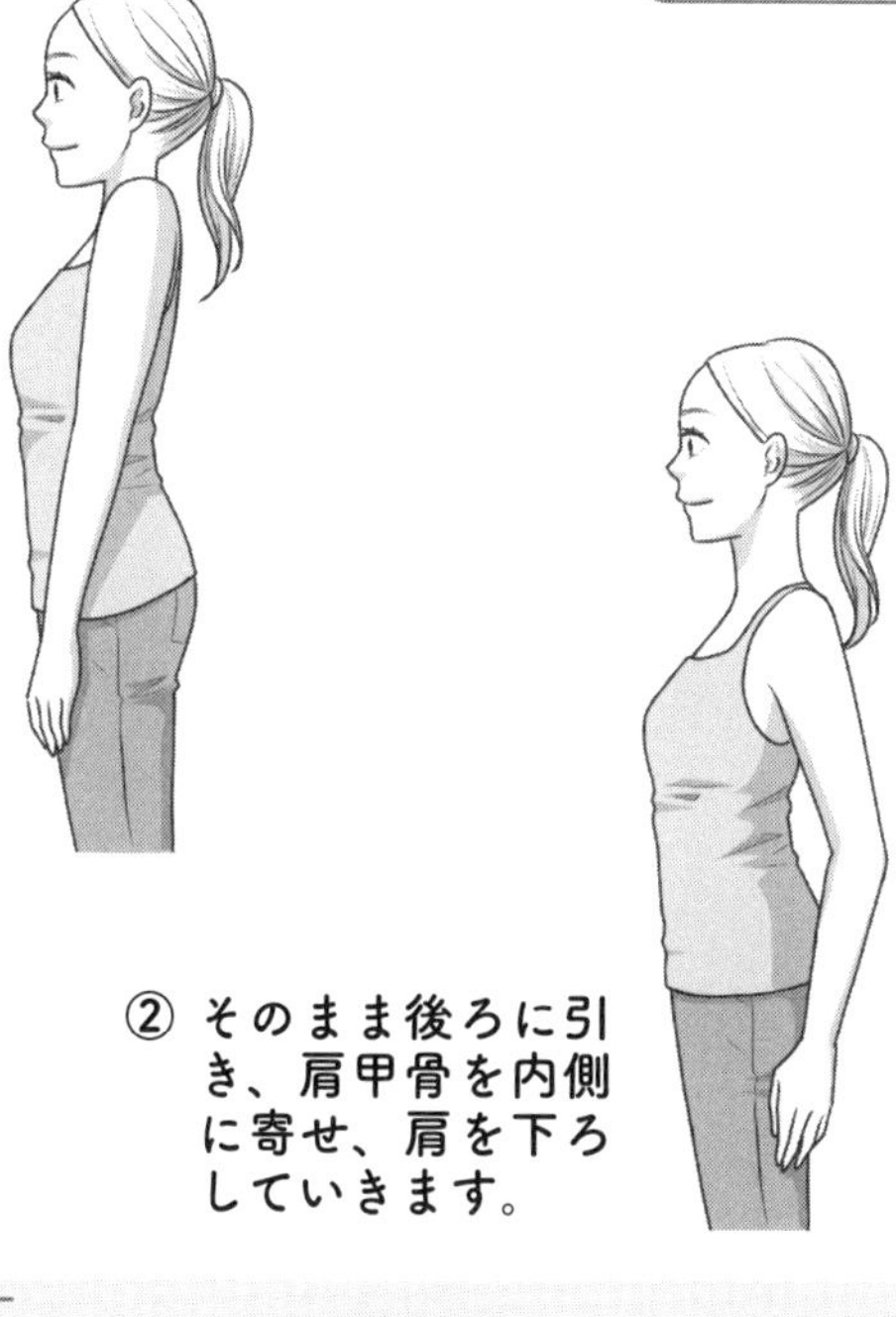

② そのまま後ろに引き、肩甲骨を内側に寄せ、肩を下ろしていきます。

POINT!

大げさに肩を動かすくらいがちょうどいいです。肩甲骨の動きを感じてみましょう！

11 キャットバック

背骨の動きを引き出し、姿勢の改善に効果的！

めやす

1回30秒程度

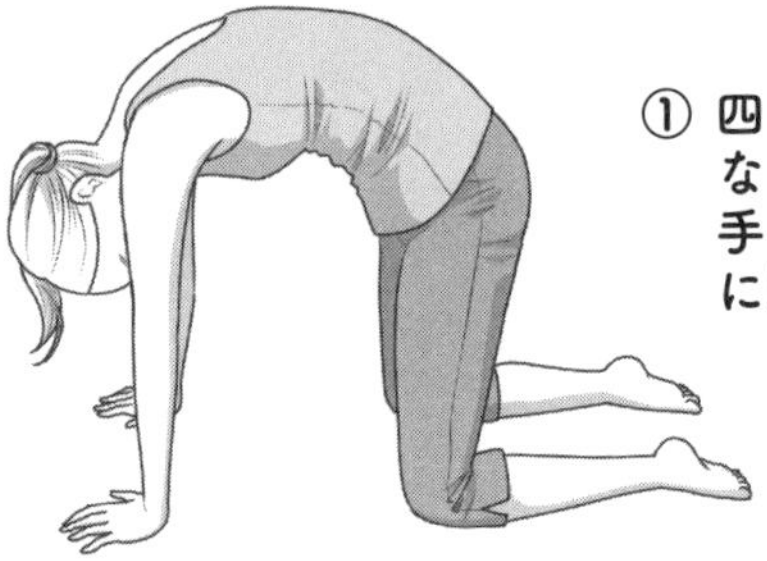

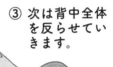

① 四つ這いの姿勢になり、肩の真下に手・股関節の真下に膝をつきます。

② おへそを覗き込むように背中全体を丸くします。

③ 次は背中全体を反らせていきます。

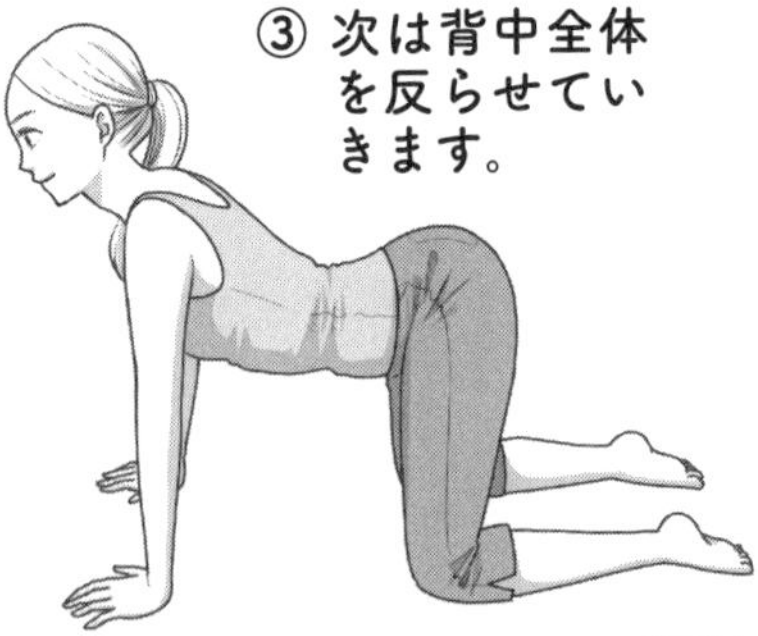

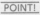

POINT!

背骨と骨盤の連動をイメージし、背中の丸みと反ったカーブを感じてみましょう！

12 おしりストレッチ

硬くなっている中臀筋と腰背部の筋肉を同時に伸ばして、腰痛予防に効果的！

めやす
1回20秒程度
×左右

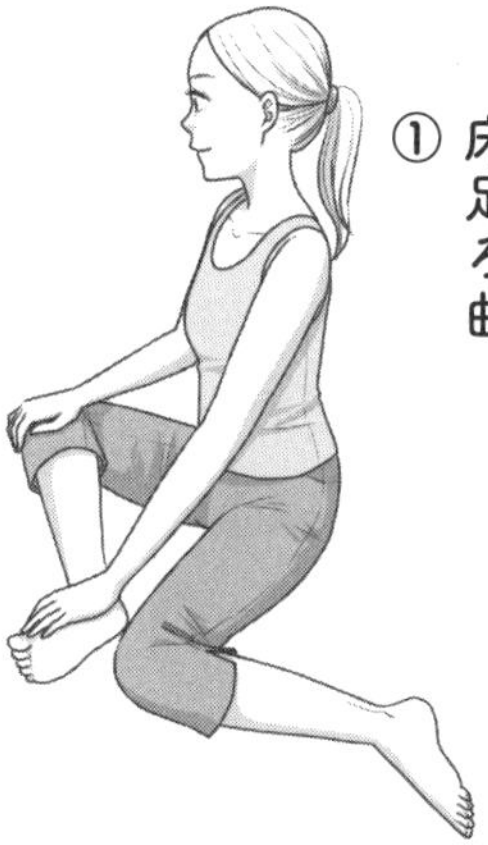

① 床に座り、前足90度・後ろ足90度に曲げます。

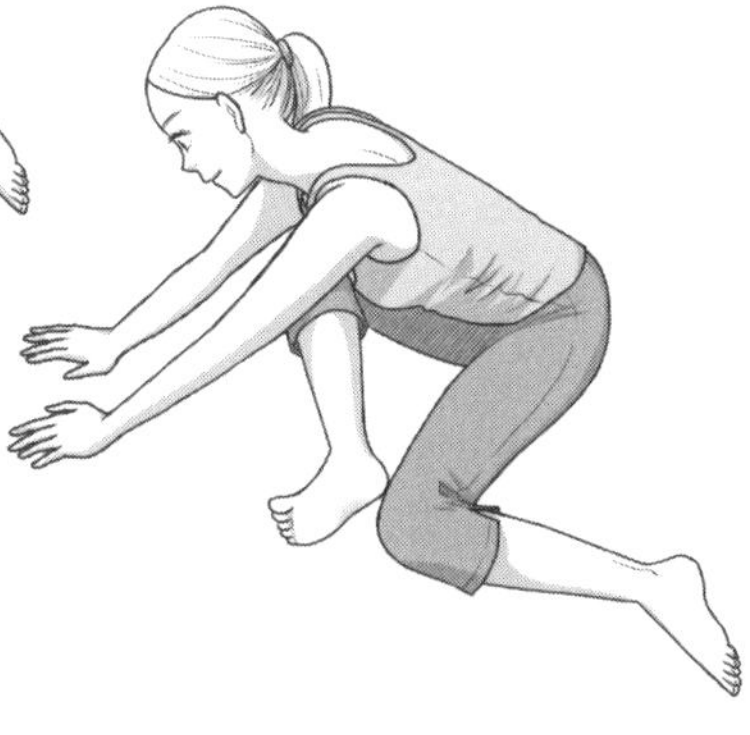

② 背筋を伸ばしたまま、息を吐きながら、下腹を太ももに近づけていくように上半身を前に倒していきます。

POINT!

前足の位置がズレていかないよう後ろ足で支えたまま行います。膝に違和感がある場合は無理しないでくださいね。

13 背伸びストレッチ

いつでもどこでもすぐできて効果大！　肩こり&猫背予防、血流もアップ！

めやす
1回8秒
×数回程度
※1日に何回でもOK！

① 両足を腰幅に開きます。

② 両手を組み、息を吸いながら天井に向かって伸ばします。

※ おなかを凹ませたまま、背中を反らさず行います

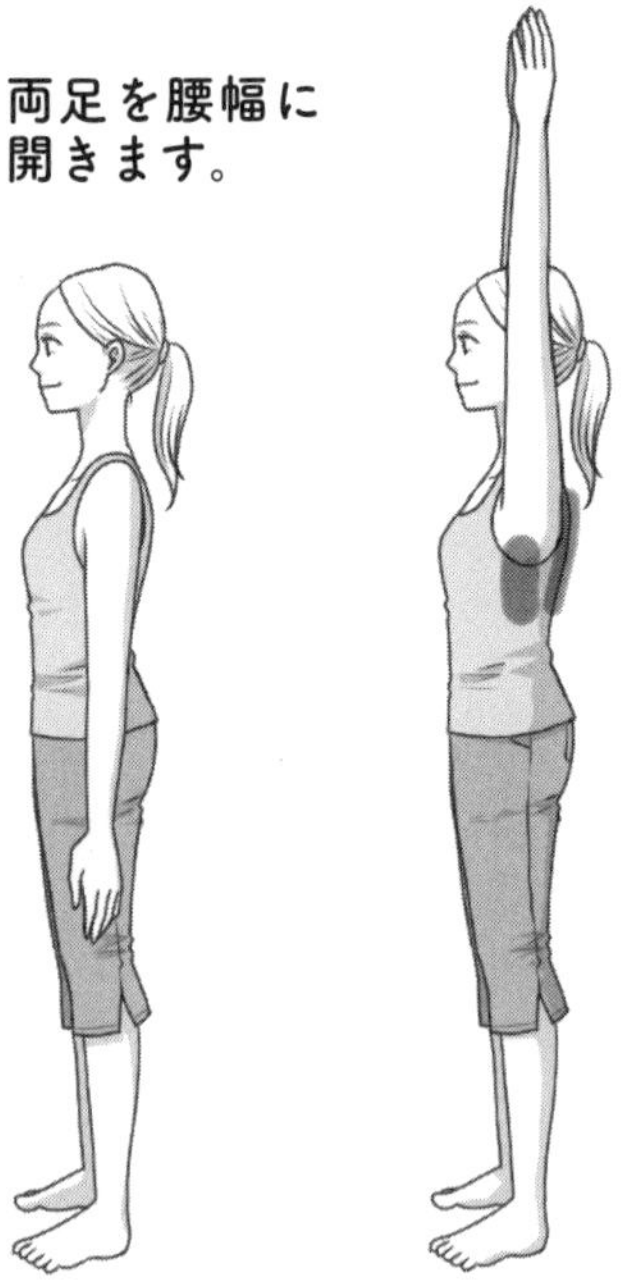

POINT!

呼吸に合わせて、肋骨まわりの動きを感じてみてください。肩の痛みがない範囲で行ってください。

14 胸郭動的ストレッチ

縮まっている胸筋をはじめ胸郭周囲の筋肉・筋膜がほぐれる優れたストレッチ！

めやす
1回8秒
×5〜10回
4秒で開き4秒で戻る

① 横向きに寝て、膝・股関節が90度になるようにします。

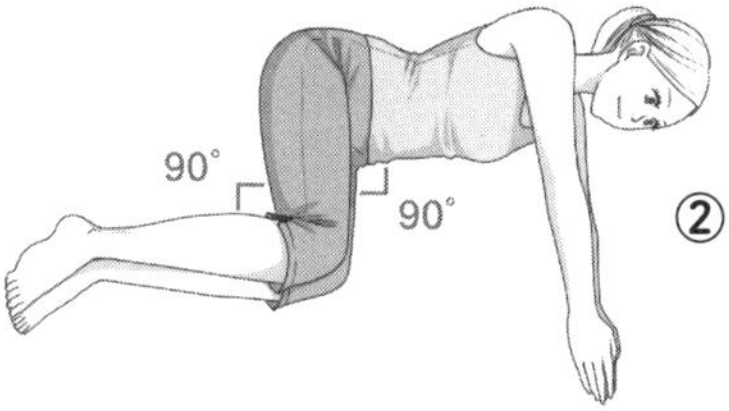

② 両腕は伸ばし、手の平を合わせます。

③ 息を吸いながら、上の手を開いていきます。

④ 動かしている指先を目で追うように目線と首を一緒に動かしていきます。

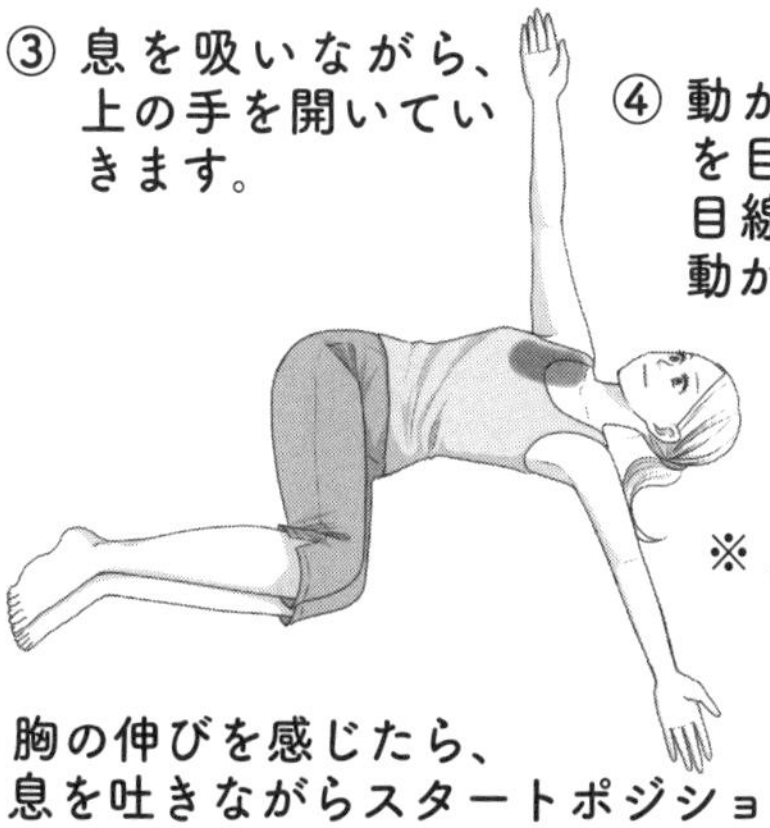

※ 膝と膝の間にタオルを挟むと効果的です。

⑤ 胸の伸びを感じたら、息を吐きながらスタートポジションに戻します。逆側も同じように行います。

POINT!

おなかを引き締め腰を安定させたまま、胸や背中は柔らかく大きく広げます。回数を重ねるごとに関節可動域が広がるのを感じてください。

15 パピーエクササイズ

下腹部と肩甲骨が安定し、胸椎の動きが柔らかくなります。姿勢改善に効果的！

めやす
8秒×左右
×5〜10回

① うつ伏せになり肩の真下に肘をつきます。

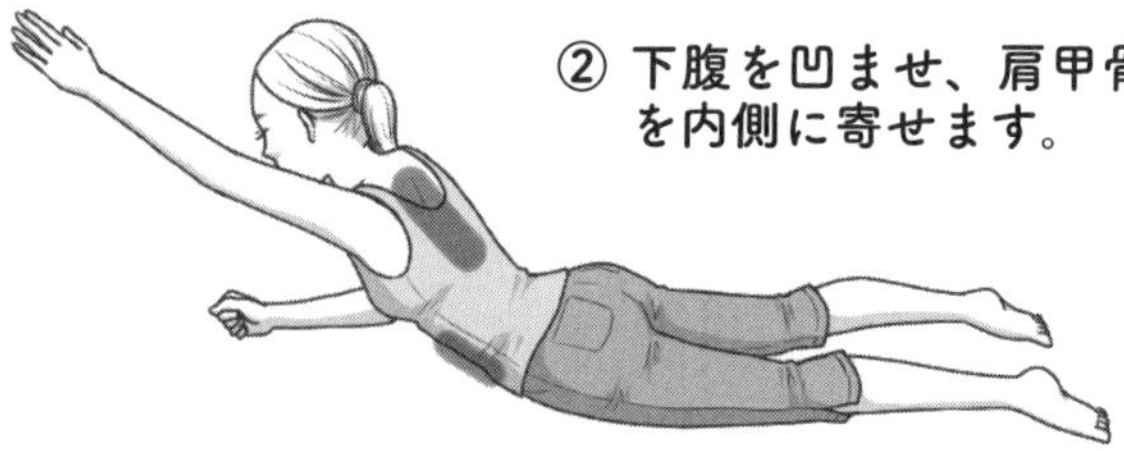

② 下腹を凹ませ、肩甲骨を内側に寄せます。

③ 首や肩は脱力したまま、片手を斜め方向の遠くへ伸ばしていきます。

POINT!

両肘で体重を支えるのではなく、下腹部（コア）を安定させることで胸椎の可動性や肩甲骨の安定性を高めていきましょう！

16 胸筋リリース

いつでもどこでも簡単！　小胸筋がほぐれて
呼吸しやすいカラダに！

めやす
左右1分程度

① イスに座り背筋を伸ばします。

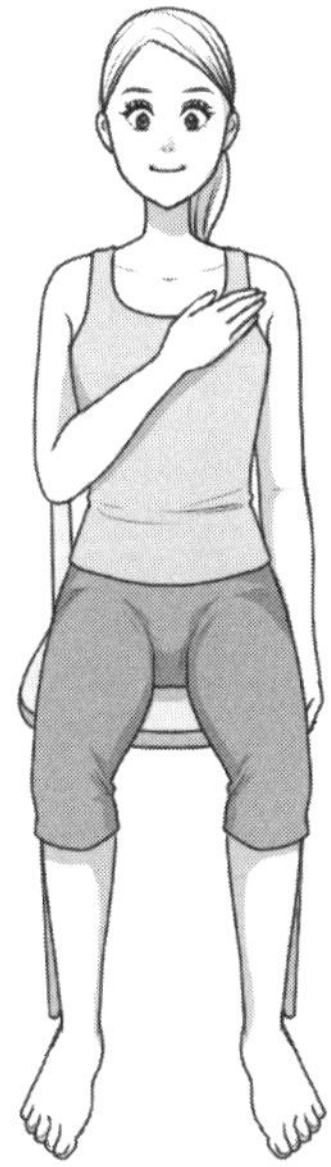

② 手のひらで鎖骨周辺をさすっていきます。

※ 慣れてきたら少し圧を加えて行います。

POINT!

腕は脱力したまま、呼吸を丁寧に行います。鎖骨の下のコリコリする部分を見つけてほぐしましょう。

17 全身まわし

わずかな時間で、あっという間に全身がほぐれる
超おすすめストレッチ！

めやす
8秒×左右
×5〜10回

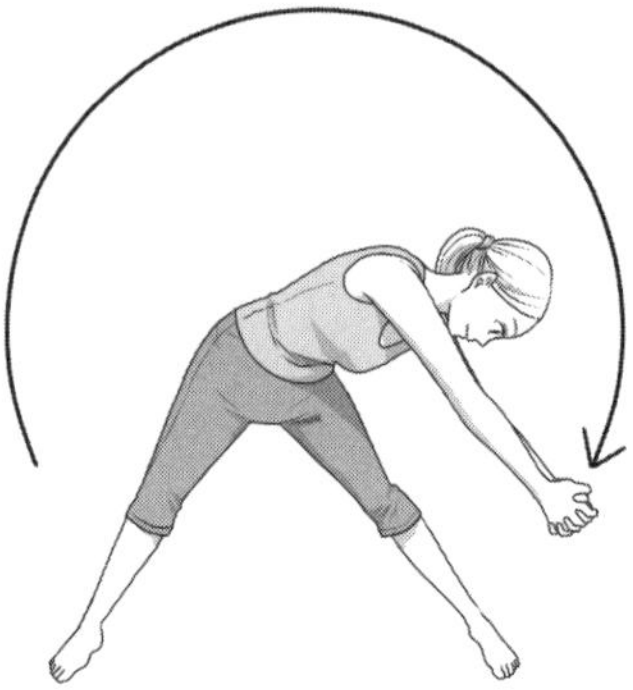

① 足を肩幅より大きく開き、両手を組みます。

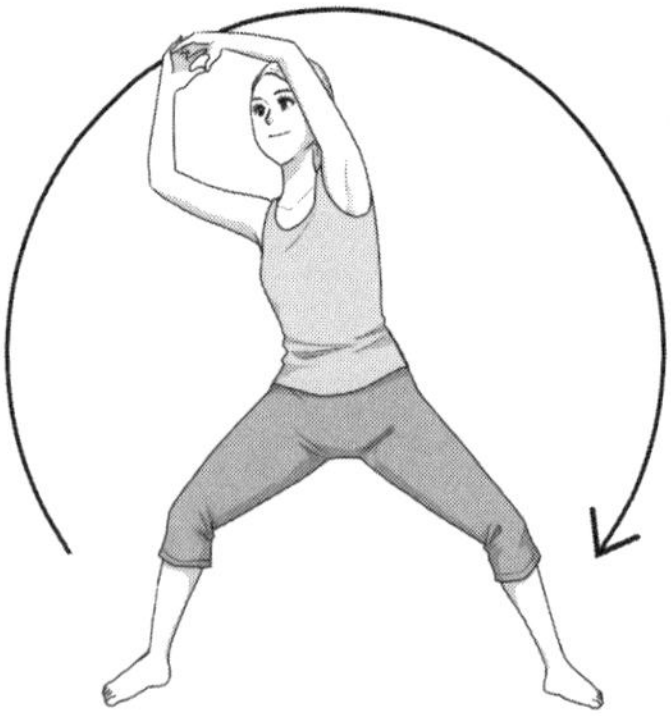

② 身体で円を描くように前→右→上→左にまわしていきます。
1回ずつ逆まわしも行います。

※ 腰を反らさないように気を付けます。

POINT!

頭ではなく胴体を動かすイメージです。高血圧やめまいなど、不安のある方は少しずつ慣らしていきましょう。

18 イス座位ニートゥーチェスト

大腰筋を鍛えて、寝たきり予防と歩幅アップ！

めやす
4秒×左右
×5〜10回
2秒で曲げて2秒で戻る

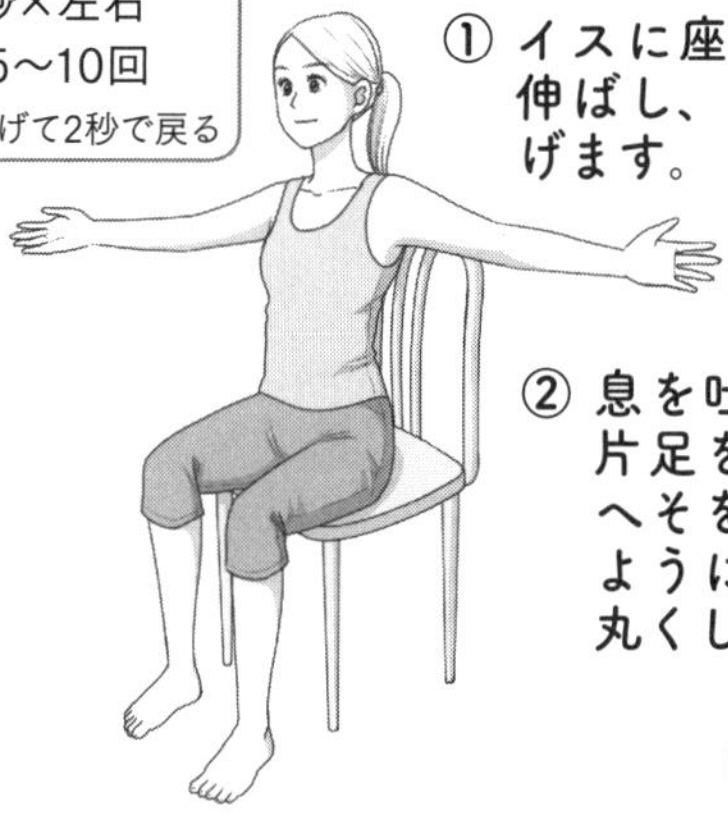

① イスに座り背筋を伸ばし、両腕を広げます。

② 息を吐きながら片足を上げ、おへそを覗き込むように上半身を丸くします。

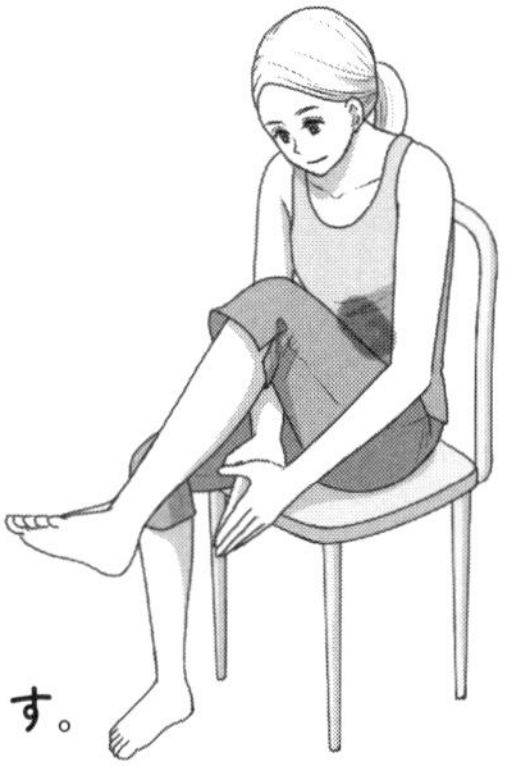

③ お腹を意識したまま、足を抱きかかえるように、足の下で両手を合わせます。

④ 逆側も同じように行います。

POINT!

ゆっくり膝と胸を近づけながら、お腹に力を入れましょう！

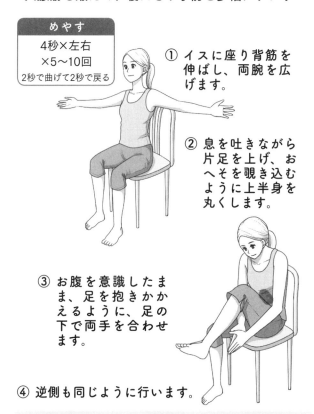

19 体側ストレッチ

見逃されがちな体の横を伸ばして、しなやかな身体へ！

めやす
20秒程度
×左右

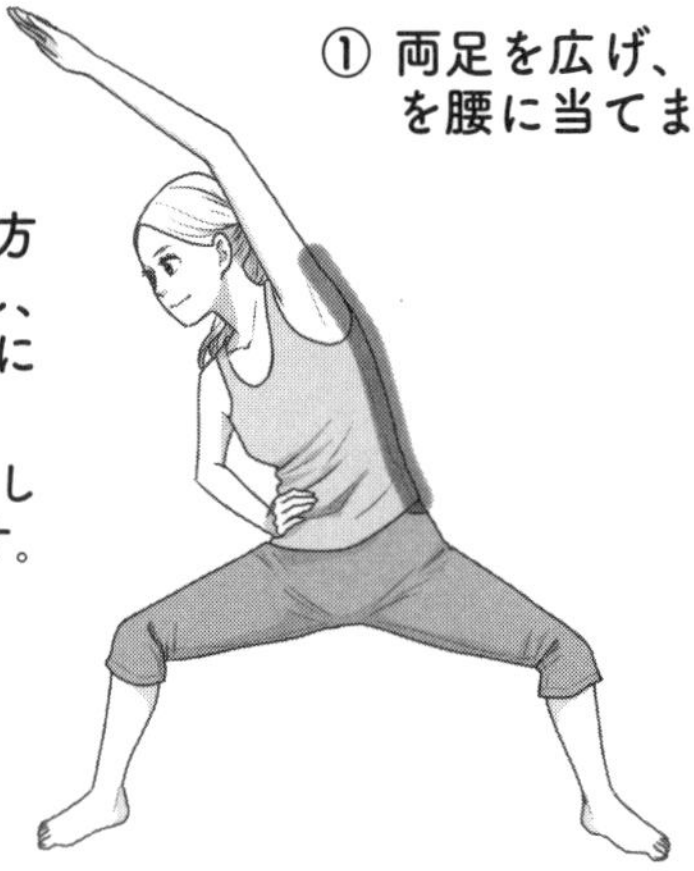

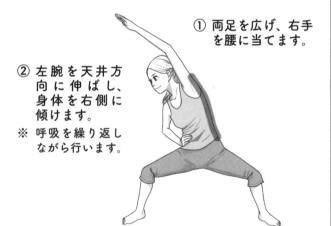

① 両足を広げ、右手を腰に当てます。

② 左腕を天井方向に伸ばし、身体を右側に傾けます。

※ 呼吸を繰り返しながら行います。

③ 同じように反対側も行います。

POINT!

細ながく息を吐きながら、脇腹や腰の伸びを感じてみましょう。

20 足指グーチョキパー

体を支える土台、足底の機能改善で、膝痛予防！

めやす

30秒程度

① 両膝を伸ばし、後ろに手をついて楽に座ります。

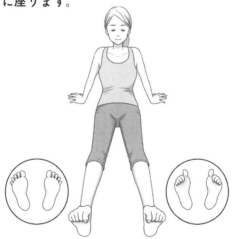

② 足の指をグー → チョキ → パーと開きます。

POINT!

足指の体操をする前に、足裏や指の間をマッサージすると動きやすくなります。

21 枕つぶし

関節に負担をかけず、膝周囲の筋肉を総合的に鍛えます！

めやす
4秒×5〜10回
×左右

① 床に座り、両腕を斜め後ろに置き、右足を立てます。

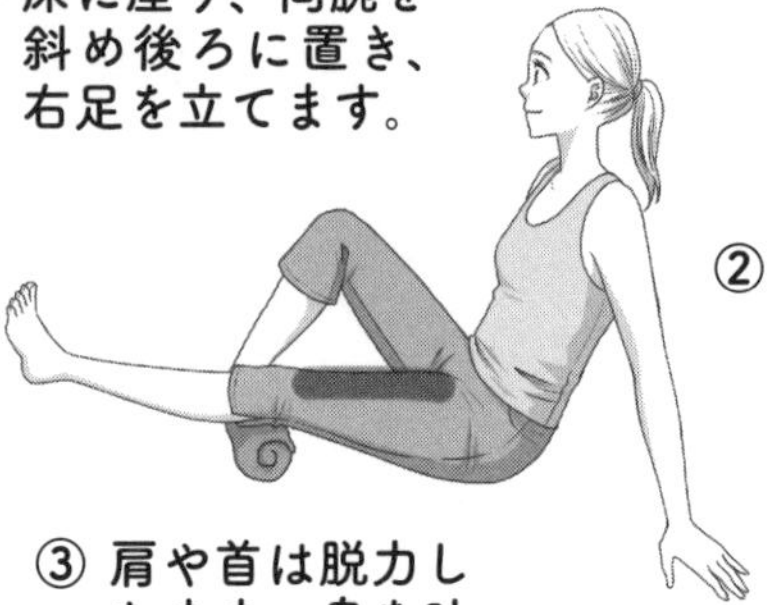

② 片足は伸ばしたまま、つま先を天井に向け、左膝の下にタオルを置きます。

③ 肩や首は脱力したまま、息を吐きながら左膝の裏でタオルをつぶします。

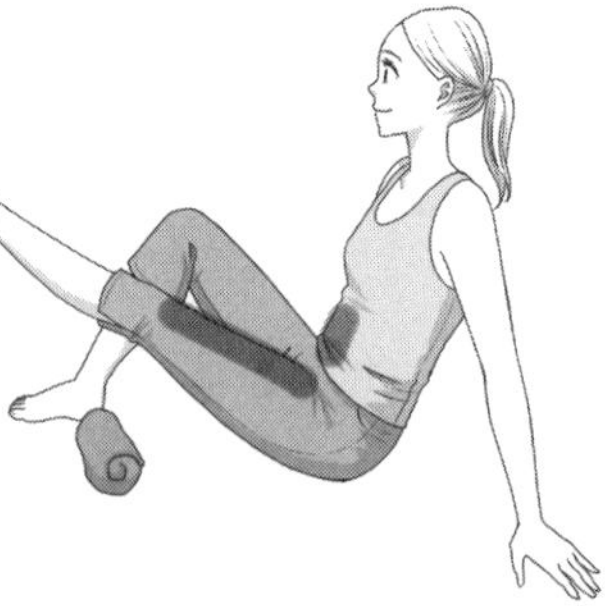

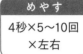

④ その後、膝の高さまで足を「上げる・下ろす」を繰り返します。逆側も同じように行います。

POINT!
足を持ち上げるのが難しい場合、枕（クッション）を押しつぶすだけでもOK！　膝を伸ばす感覚と太ももの筋肉が硬くなるのをまずは感じてみましょう。

22 足指まわし

足部のリアライメント（骨の配列を整える）で
姿勢改善！

めやす
30秒程度
×左右

① イスに座り背筋を伸ばします。

② 足指の間に手指を1本ずつ入れ、足の指と手の指で握手をします。

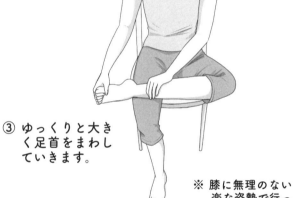

③ ゆっくりと大きく足首をまわしていきます。

※ 膝に無理のない楽な姿勢で行ってください。

④ 逆側も同じように行います。

POINT!

回される足はしっかり脱力させ、足関節の動きの制限を取り除きましょう

23 ふくらはぎストレッチ

いつでもどこでも、簡単にすぐできる！　むくみや痙攣予防にも効果あり！

めやす
20秒程度
×左右

① 両手を壁に当て、背筋を伸ばします。

② 左足を一歩後ろに引き、かかとが床から離れないようにしっかり着けます。

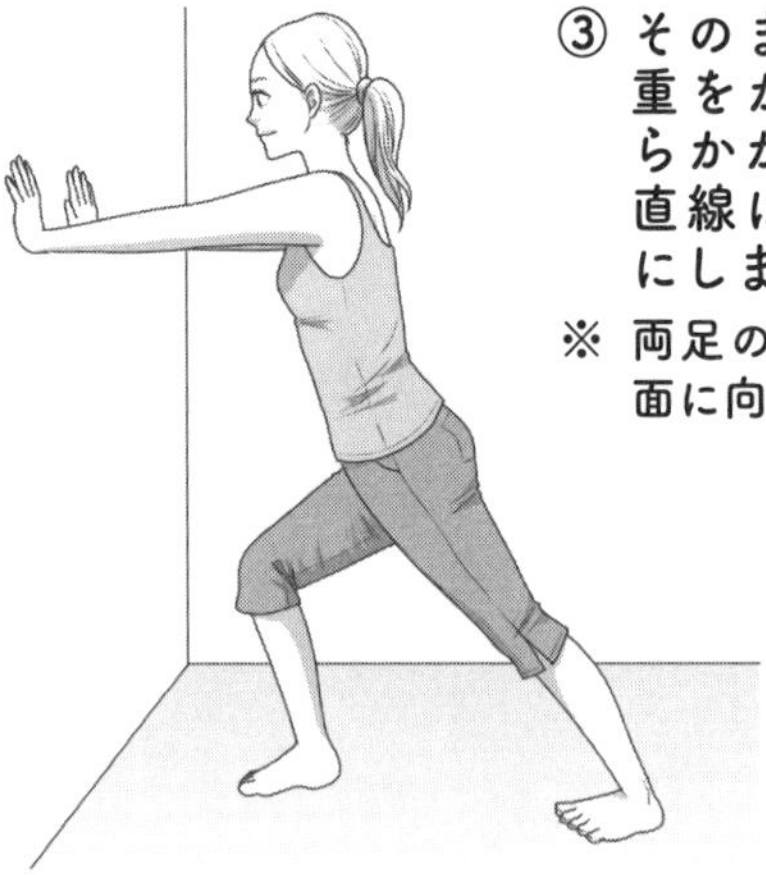

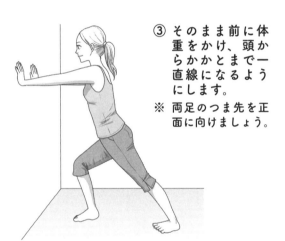

③ そのまま前に体重をかけ、頭からかかとまで一直線になるようにします。

※ 両足のつま先を正面に向けましょう。

④ 逆側も同じように行います。

POINT!
気持ち良い範囲で、丁寧に伸ばしましょう。

膝痛予防

24 ヒップリフト

お尻とおなか、体幹を鍛えて手足が軽くなる！

めやす
8秒キープ ×5～10回

① 仰向けになり、両膝を立てます。

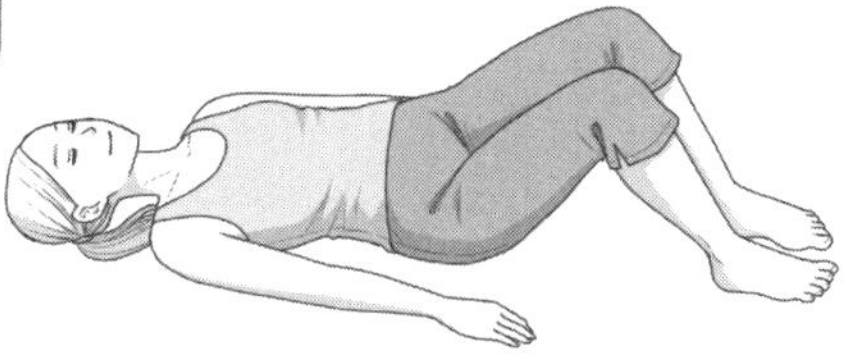

② お尻を持ち上げ、頭から膝まで一直線にします。

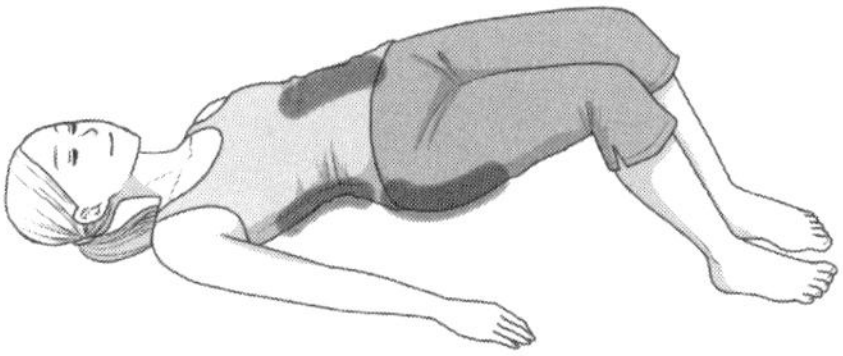

③ お尻を上げるときには、お尻から背骨の順で床から離していきます。

④ 下ろすときは背中からお尻の順で元に戻していきます。

POINT!

腰を反らさず、おなかを引き締めます。太ももの表面ではなくお尻を引き締めて行います。

25 股関節ブラブラ

股関節を緩めて、姿勢と動きをスムーズに！

めやす

30秒程度

① 床に座り背筋を伸ばします。

② 両手を斜め後ろに置き、両足を伸ばします。

③ かかとを床につけ、足の付け根からつま先を内側と外側に、ゆっくり順番に動かします。

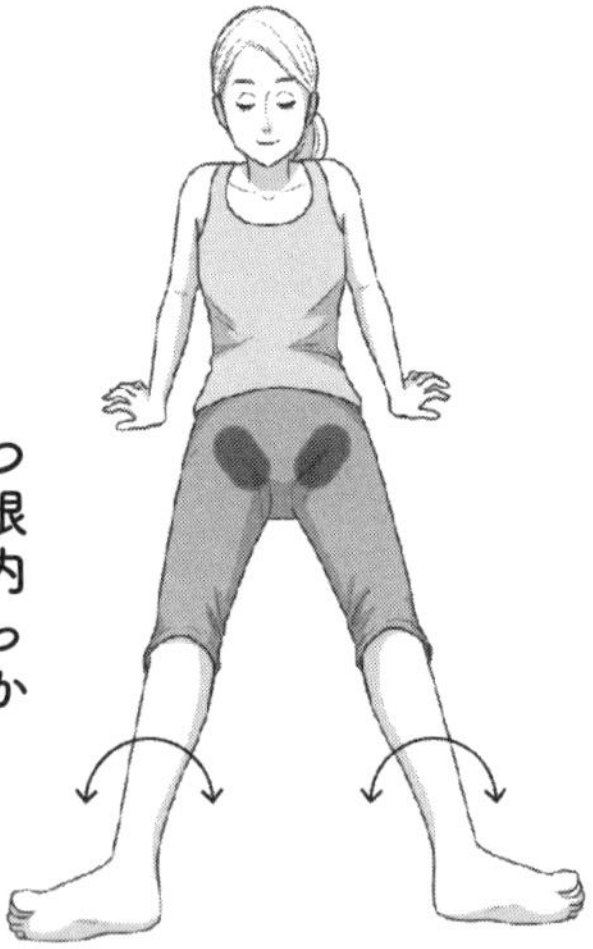

POINT!

完全に脱力し、リラックスしながらやってみましょう。

26 太ももリリース

太ももの表面と外側（大腿筋膜張筋）を緩めると膝痛予防に効果的！

めやす
1分程度 ×左右

① イスに座り、両手で太もも全体をさすります。

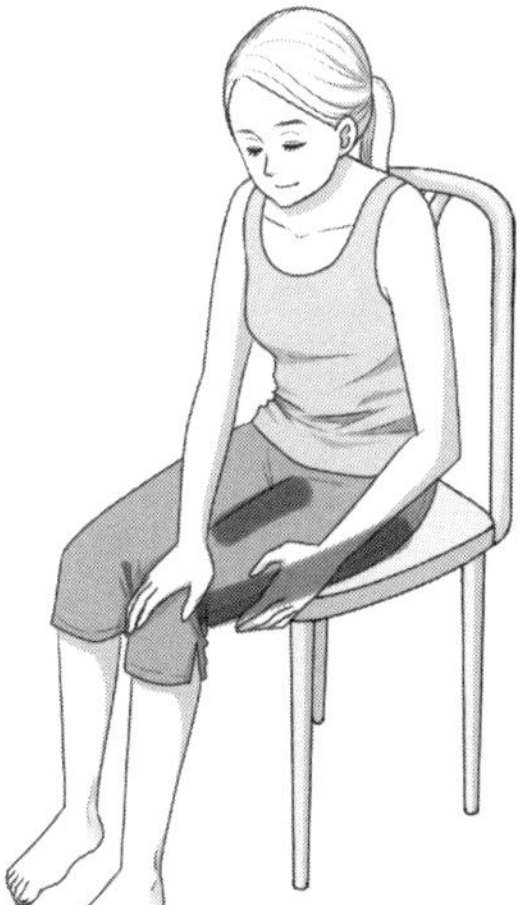

POINT!

早くさするのではなく、ゆっくり丁寧に、張りの強いところを中心に緩めていきましょう。

27 片足立ち股関節まわし

まわすことで股関節まわりの筋肉をバランス良く鍛えられる！

めやす
10周×左右 ×2～3セット

① イスの背もたれに手を添え、立ちます。

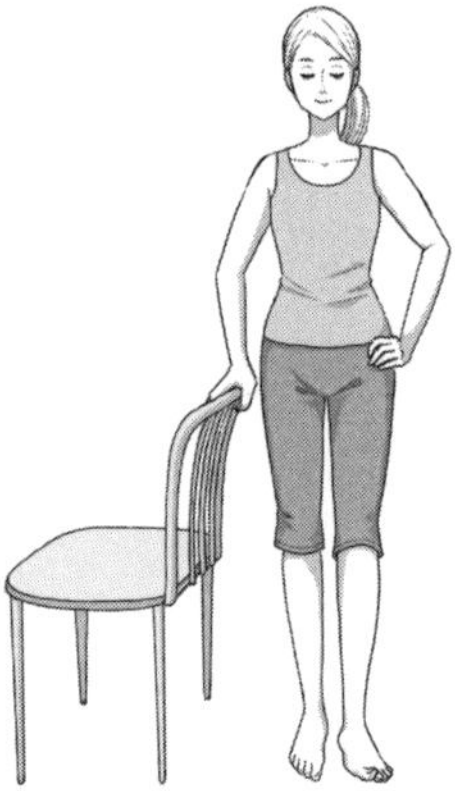

② 右足を軸にして、左足を前→横→後ろに円を描くようにまわします。

※ 腰が反らないようにお腹を引き締めて、姿勢に気を付けます。

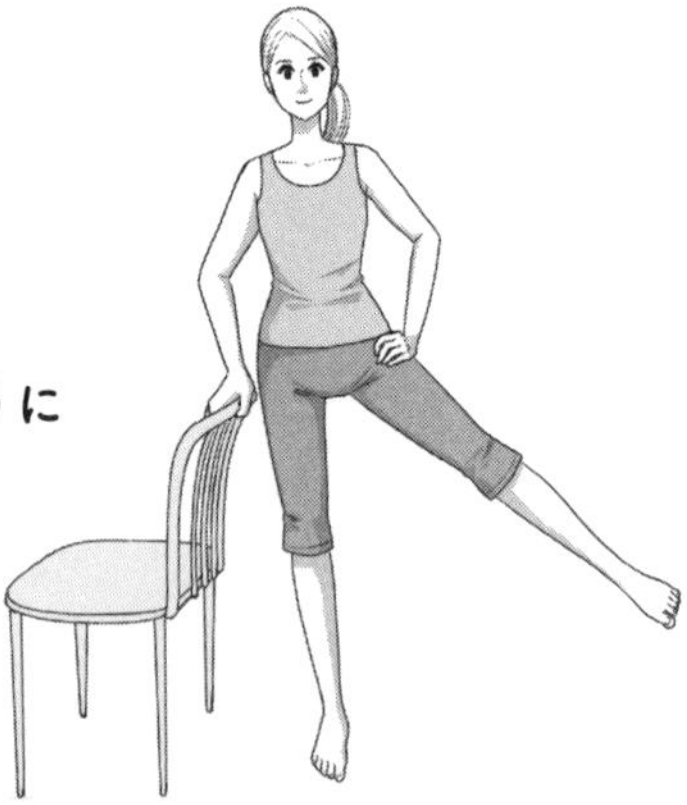

③ 右足も同じように繰り返します。

POINT!

支えている足も、まわす足も、どちらもお尻の筋肉を意識して、バランスをとりましょう！

28 アダクション・アブダクション

関節に負担をかけず、下半身を鍛えられる！

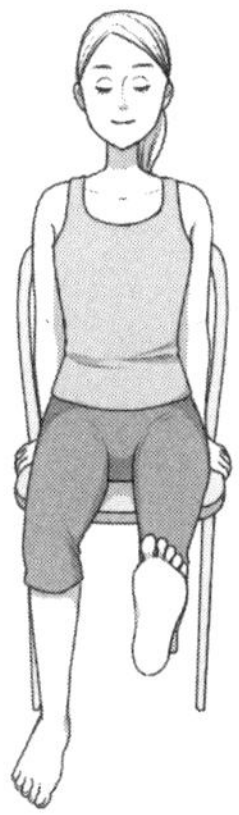

めやす
左右×8秒
×5〜10回
4秒で開き4秒で戻る

① イスに座り、両手でイスの横をつかんで、片足をまっすぐ前へ伸ばします。

② つま先を天井に向け、かかとを床から浮かします。

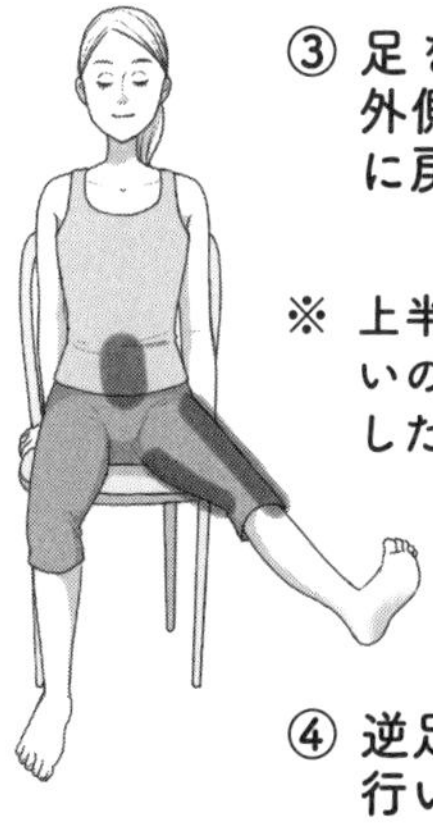

③ 足を浮かしたまま、外側へ広げ元の位置に戻します。

※ 上半身が丸くなりやすいので、姿勢良く維持したまま行います。

④ 逆足も同じように行います。

POINT!

背すじを伸ばし、イスを軽くもち、姿勢を安定させたまま行いましょう。

【美と健康コラム⑤】

脳をスッキリさせよう

加速し続ける情報社会に生きる私たちは、まさに情報の海に溺れ、脳がとても疲れている状態と言えます。仕事でも家庭でも「あれもやらなきゃ、これもやらなきゃ」とバタバタしているのではないでしょうか。

近年、ビジネスの世界でも「マインドフルネス」が注目されるようになりました。アップル創始者スティーブ・ジョブズ氏が熱心に「禅」に取り組んでいたことでも有名ですね。下関市長府の安養寺にあるグローバルヘルスプロモーションの本社のすぐ裏には黄檗宗《おうばくしゅう》の禅寺「覚苑寺《かくおんじ》」がありますが、私も毎朝「瞑想」を実践し、「沈黙」の時間をつくるようにしています。

難しく考えなくとも、まずは「自分の呼吸に、細かく注意を向けてみる」ことから始められます。また、「目を閉じる」というだけでも、視覚情報が遮断されるので、脳にとっても良い休息になります。ストレスホルモンである「コルチゾール」が出にくくなり、ストレスや痛みを和らげ、寝つきがよくなるなど、脳への影響、代謝や血圧、身体機能の向上など、心身に良い効果が証明されています。「集中力が向上する」「ストレスなどの刺激に対して感情的な反応をしなくなる」「免疫機能改善により風邪を引きにくくなる」など、多くの効果が期待できます。

呼吸を整えることは、「自然に逆らわない」ことだと思います。他人と比較せず、自分の身に起こる出来事のすべてを喜んで受け入れること。道理にしたがって生きる心があれば、たとえガンや病気を患っていたとしても、決して不幸にはならないと考えています。

第4章

運動で世界を変える!

32　夢は地球規模、大真面目

この本は、運動したほうがいいのはわかっているけど、なかなかできない、続かないという人や、体力に自信がない、運動をする自信がない人に「大丈夫ですよ、安心してください。あなたに合ったいい方法、いい考え方がありますよ」とお伝えしたくて執筆したものです。本章では、なぜ私がお会いしたこともない方々に、運動のすばらしさをこんなにも伝えたいのか、少しだけお話ししたいと思います。

私たちの会社は、株式会社グローバルヘルスプロモーションといいます。「地球規模で健康づくりをしたい」というシンプルな気持ちが、そのまま弊社の社名の由来となっています。健康教育を通じて、地域社会の課題を解決しながら、健康の輪や幸せの輪を世界中へと広げていきたいという思いが込められています。

「地球規模」というと大げさに聞こえるかもしれませんが、私は大真面目に健康教育で世界をより良くしたいと思っています。そして、それができると信じています。なぜなら私自身、運動によって人生が変わり、運動で健康と幸せの輪を広げることができることを実感しているからです。

ひとりの人が健康で幸せになるということ。それはその人に関わる家族や、地域や、職場の人にも必ず良い影響をもたらします。あなたが変われば、家庭が変わる。家庭が変われば地域が変わる。地域が変われば……そうやって、いずれは世界が変わることにつながっていくのではないか。私は本気でそう考えています。

そんな可能性を秘めた運動の力を、ひとりでも多くの人にお伝えし、「自分の健康を自分で守れる人」や「心豊かで幸せな人」が増えていくことを信じて、地道に活動しています。

33　27歳のターニングポイント

私は２００９年に27歳で会社を設立し、事務所も社員もお客さまも、本当になにもないところからスタートしました。創業から2年後、山口県下関市の長府城下町に、念願のフィットネススタジオ・サンテココア長府店をオープンしました。

こう書くと、順風満帆なスタートだったように思えますが、会社の設立までには苦悩と決断がありました。

社会に出て、ただひたむきにどんな環境でも頑張ろう、どんな理不尽なことがあっても、自分を変革し続けることで成長し、目の前の人を幸せにしようと一生懸命頑張ってきました。

そんななかでも、身体はいちばん正直でした。一度、無理がたたって心身の健康を損ねてしまったことがありました。

私はそのときはじめて、自分自身のことをないがしろにしていたことに気付きました。自分のことは二の次で、とにかく世のため人のためにと一生懸命頑張ってきましたが、それすらも「頑張っている自分が好き」というようなエゴだったのかもしれません。苦しくても、無理して笑って、つらさをごまかして頑張っていましたが、「あ、苦しい」とはじめて実感したのです。

自分の心も身体も悲鳴をあげているなということに気付き、「もっと自分を大事にしなければ」と思うと、いつの間にか涙がこぼれていました。

両親をはじめ、ご先祖様がつないでくださった命を粗末にしている。そう思うと、いままでの自分の行動は、自分に対して失礼じゃないかと思うようになりました。

「もっと自分を大事にしたい」

私は人が好きです。これまでやってきたことに嘘はありません。身体を壊して気付いたことも、人と人との関わりのなかでこそ生まれるものです。そしてきっと同じ思いで苦しんでいる人はたくさんいるのではないか。そんな人たちにも自分を大事にしてほしい。自分だけが健康で幸せなだけではなく、みんな元気で、みんな幸せなほうがいいじゃないか。地球上のみんなを幸せにしたい。そういう想いが心の底からあふれてきました。

「死して不朽の見込みあらば、いつでも死ぬべし
生きて大業の見込みあらば、いつでも生くべし」

これは、吉田松陰が処刑を前に、高杉晋作から死生観を問われたときの言葉です。「人間なんて、いつどこで死ぬかは大した問題じゃない。生きて大きな仕事を成し遂げると思えば生きたらいい。死んでも自分の意志が引き継がれていくのなら、いつ死んでもいいのだ」と。私はこの言葉で、自分の人生で成し遂げたいことが明確になるとともに、死ぬ覚悟と生きる覚悟が決まりました。

そこで私が選んだ道は、会社を設立して健康教育事業をスタートすることでした。

34 自分を大切に

私の祖父は広島の原爆で被爆しています。爆心地から1・5キロほどと、ふつうは助からないような状況でしたが、奇跡的に一命をとりとめました。全身ケロイド状になってしまい、いろいろな迫害も受けたと聞いています。それでも祖父は一所懸命生き抜き、私にいろいろなことを教えてくれました。

祖父から父へ、そして私に命がつながって、五体満足で生まれてくることができたことを思うと、なおのこと自分を大事にしなければと思います。祖父のように一所懸命頑張って私たちのような若い世代に命をつないでくださった先輩方には、「もう十分頑張ってきたのだから、これからは自分のことを大事にしてほしい」と声をかけたい気持ちでいっぱいになります。

自分の身体を顧みず、一所懸命頑張って生きてきてくださったからこそ、私たちの世代が生まれ、恵まれた環境で育ってこれたのです。

これからの5年、10年、20年をもっともっと楽しんでもらいたいですし、私たちをはじめとした若い世代とももっとふれあっていただきたいと思っています。そのためにも、不健康でいるより、健康なほうがいいですよね。

せっかくこの世に命を預かって生まれてきたのであれば、ただ働いて、ただなんとなく時を過ごすだけではなく、「ああ幸せだな」と思える時間をたくさんつくりたいですよね。健康であることは、あくまで手段であって、人生の目的ではないと思うのです。

もちろん一人ひとりの価値観によって、どんなときに「幸せ」を感じるかは違います。おいしい食事に出会ったときなのか、大自然に囲まれているときなのか、本を読んでいるときなのか……。まさに十人十色です。

価値観は人それぞれ、育った環境や経験などによってかたちづくられるものですが、どんな価値観であれ、人が幸せを感じる要素として、主に次の5つの要素があるといわれています。

①生きがい、やりがいのある仕事をしている
②人間関係が充実している
③経済的に満たされている
④地域社会が活性化している
⑤心身が健康である

この5つの要素を満たしていくことが、幸せな人生へのカギとなっているようです。

ここで注目していただきたいのは、①から④の要素は、変えたいと思ってもすぐに変えられるものではないということ。また、自分ひとりの力だけで変えていくことが難しい要素といえます。

しかし、⑤の心身が健康であること、については自分ひとりからでも変えていくことができます。それは、「自分を大切にする」ということではないでしょうか。

心身が健康であれば、おいしい料理はもっとおいしく、素敵な風景はもっと素敵に感じられるものです。前述しましたが、身体と心は一体ですから、身体だけ健康、心

だけ健康ということはありません。身体が元気になれば心も元気になります。心が元気であれば、身体も元気になっていくのです。そうした、好循環を生み出すお手伝いをしたいといつも思っています。

35 サンテココアに込めた想い

私たちのスタジオ「サンテココア」は、2011年4月にオープンしました。「サンテココア」という名前は、Sante（健康）co（共に）core（芯）という言葉を組み合わせた造語で、身体と心の軸を作り、健康や幸せの輪が広がってほしいという願いが込められています。

コンセプトは「自分の健康は自分で守る」。セルフコンディショニングを中心に、呼吸と姿勢を整え心身の軸を作り、動ける身体に変えていくトレーニング指導をしています。おかげさまで子どもからご年配の方まで4世代が集う場所として地域に受け入れていただき、オープン以来、笑顔と笑い声があふれています。

この健康と幸せの輪をもっともっと広めていきたいと思うとき、当然私ひとりの力では限界があります。ですので、私は会社を創業したときから「人づくり」を最優先してきました。当時、サンテココア長府本店の狭いバックヤードにある私のデスクの前の壁に、松下幸之助氏の「松下電器は人をつくる会社です。ついでに商品もつくっています」という言葉を、紙に書いて張り出していました。

経営資源と言えば、ヒト・モノ・カネ、情報、技術、商品などいろいろありますが、最も重要な資源が「ヒト」です。1にも2にも3にも「ヒト」です。だからこそ、「人財」の育成に、一貫して徹底的にエネルギーを注いできました。とは言っても、「人を育てる」というおこがましい気持ちは一切ありません。自分が変わり続ける、成長し続ける、勇気を出し続ける……そういった姿を見せる。とにもかくにも「率先垂範」を続けてきました。

会社のメンバー一人ひとりが「人間力」という土台を築き、人間の器を大きく広く深くしていく。その土台の上に、メンバーそれぞれの「個性の花」を咲かせ、人生が輝いていくように、そんな風土と文化を地道に築いてきました。

ぜひ一度サンテココアに咲いた「花」を見に来ていただきたいなと、いつもわくわくしながら邁進しています。

36 健康教育で人々を幸せに

私たちには、日々のレッスンやお客さまと出会う際に大切にしてきた原則があります。それは、「出逢ったすべての人に感謝と愛情を持ち、さわやかに接する」「お客さまは愛する家族である」「小さな声をしっかり聴く」「自分らしく愛とユーモアを表現する」「お客さまを喜ばせ、驚かせ、感動させる」ということです。

これはサンテココア長府本店オープン当初、私が運動指導者として普段から無意識に心がけてきたことを紙に書き出したものです。この内容を指導者心得としてメンバーに共有し、日々全員で実践できるよう意識してきました。

理念に沿ってビジョンを実現していくために、私たちはどのような「価値観」を大切にして、いかにして為し遂げていくのか。その姿勢態度、「在り方」をシンプルな言葉で表現し、「サンテココアの方針」として次の5つを掲げています。

［サンテココアの方針］
①笑顔で元気
②素直な心
③ユーモア
④愛と真心
⑤スポーツマンシップ（真摯さ）

「笑顔で元気」は、幼稚な言葉かもしれませんが、笑顔が人に与える影響は大きく、笑顔はすごく元気をもらえます。人は見た目や雰囲気がとても大事です。表面的な笑顔ではなく、内側から湧いて出てくる笑顔を大事にしています。

「素直な心」は、私たちがいちばん大事にしていることです。実際にはいちばん難しいことなのかもしれませんが、素直な心なくして、仕事も家庭も人生もすべての成功はありえないと思っています。それほど影響力が大きく、謙虚な気持ちで何事にも感謝して、一生かけて修業するものだと感じています。

「ユーモア」は、なくても生きていけるかもしれません。ですが、ユーモアがあるのとないのとでは、人生の豊かさや質に大きな差が生まれると考えています。楽しみながら、笑いながら、面白おかしく人生を歩んでいくことを大切にしています。

「愛と真心」は、どちらも目に見えないものです。しかし、愛の深さ、真心の深さが表情や言葉、行動に現れます。真心、思いやりをもって一人ひとりのお客さまに出会うこと。すべての根幹が「愛」ではないかと思っています。

「スポーツマンシップ（真摯さ）」には、共に創造する、共にビジョンを実現する、という意思を込めています。正々堂々、まっすぐにチャレンジしていく姿勢です。

また、弊社の理念は、「健康教育で人々を幸せに」です。理念とは、会社の存在意義です。簡単に言えば、「あなたたちの会社は、なぜこの世の中に存在しているの？」という質問に対して答えたものです。

つまり、「健康づくり、人づくりを通じて、よい世の中にしていきたい」という純粋な想いがすべての根っこになっているのです。そして、この理念に基づいた会社の方針（GHP WAY）が四つあります。

［GHP WAY］

①Think globally, Act locally.　地球規模で考え、地域で動く

②Play full out, Have fun.　全力で、楽しむ

③One for all, All for one, for the team.　チームプレー

④Speed　スピード感、勢い

弊社の方針、サンテココアの方針を毎日心に刻み込み、お客さまと出会っています。「いかに」ビジョンに向かって行くかが、私たちにとってとても大切になります。

いまこの本を読んで、なかには「私はもう70歳だから、もう遅いわ。20年前にこの本に出会いたかったわ」とおっしゃる方がいるかもしれませんが、決して遅くはありません。あなたにとって、今が、ベストタイミングだったのです。

運動がもたらす多くの効果は、この本でもお伝えしてきた通りです。ぜひ、あなたの〝運〟を〝動〟かす「運動のチカラ」を味方につけていただきたいと思います。

あとがき

私はいま、フィットネススタジオ・サンテココアをはじめとする5つの運動施設を運営しています。地元・山口県下関市では企業や行政のヘルスケア事業を通じて地域と連携した活動に注力し、講演やメディア・執筆・監修等の活動では全国各地を飛び回っています。

こうした活動のなかで、「運動が好きになった」「身体の痛みが軽減した」など、たくさんの喜びの声をいただいていたのですが、近年は健康に関することだけでなく「自分自身が好きになった」「人生観が変わった」など、人生そのものについてさまざまな感想をいただくようになりました。

前著『習慣を変えると、人生がうごく』では、脳科学・心理学・生理学などさまざまな視点から、健康、身体、仕事、お金、人間関係など、生きていく上で重要なことをやさしく紐解き、わかりやすくエッセイという形でお伝えさせていただきました。その中で、私が一番届けたかったメッセージは「人生を変える力は、すべて自分の中にある」ということです。

しかし現実は、「今までの自分を変える」ことはとても勇気がいることですし、本音の部分では「自分の思考・行動は変えたくないけど、結果は変わってほしい」と願い、勝手に相手に期待をして落ち込んでしまう、そういうケースが増えているように感じます。心がスッキリしにくい時代を生きていると不安ばかりが募ってしまいますが、この本を手に取ったあなたは、すでに「自分を変える」小さな一歩を踏み出している人なのです。

これまでの人生の経緯はともかく、あなたがいま何歳であっても、決して遅くはありません。人生は「思い立ったが吉日」なのです。

これまで、生まれつき体が不自由な人や、病気や事故で体の動きに制限がある人など、たくさんの人に出会ってきました。病気の後遺症による麻痺で手足を動かせない人や五体満足ではない人への運動療法も行ってきました。だからこそ、「からだを動かす自由があるのに体をあまり動かさない、運動しない」のは、とても「もったいない」ことだと、人一倍強く感じています。体を動かすことの効果や影響力を実感しているからこそ、あなたに運動を押しつけたいのではなく、全力でおすすめしたいのです。

井上ひさしさんの言葉「難しいことを易しく　易しいことを深く　深いことをおもしろく」は、私が運動指導者として16年間ずっと大切にしてきた信条です。運動と健康の大切さを「楽しく」「わかりやすく」伝えていくことで、運動習慣革命を起こしたい。地球規模で幸せな心と身体の健康づくりを実現したい。本気でそう思っています。

最後に、本書を手にとってくださり、あなたとこうしてご縁をいただき、めぐり逢えたことをとても嬉しく感じています。

いま、新しい一歩を踏み出そうとしているあなたと、いつかどこかで直接お会いできる日を心から楽しみにしています。あなたが毎日幸せな気分で過ごせますように、あなたの人生がこれまで以上に心豊かで味わい深いものになりますように、心から願っています。

出版にあたり、真摯さと情熱で最後まで命を燃やしてくださった編集の前田司さん、日々元気な笑顔で全身全霊仕事に打ち込んでくれる会社のメンバーと親愛なる家族、いつも温かく応援してくださっているサンテココアの素敵な会員さまと関係者の皆さまに、心から厚く御礼申し上げます。

平成29年9月吉日　山村勇介

《参考文献》

『生命の不可思議上・下巻』（ヘッケル著・岩波書店１９２８）
『禅と日本文化』（鈴木大拙著・岩波書店１９４０）
『養生訓』（貝原益軒著・中央公論新社１９７７）
『内臓のはたらきと子どものこころ』（三木成夫著・築地書館１９８２）
『身体論』（湯浅泰雄著・講談社１９９０）
『生物は重力が進化させた』（西原克成著・講談社１９９７）
『脳のなかの幽霊』（Ｖ・Ｓ・ラマチャンドラン著・角川書店１９９９）
『整体入門』（野口晴哉著・筑摩書房２００２）
『身体心理学』（春木豊著・川島書店２００２）
『オニババ化する女たち』（三砂ちづる著・光文社２００４）
『運動機能障害症候群のマネジメント』（Shirley A.Sahrmann 著・医歯薬出版２００５）
『肥満症治療ガイドライン』（日本肥満学会・協和企画２００７）
『脳を鍛えるには運動しかない！』（ジョン・Ｊ・レイティ著・ＮＨＫ出版２００９）
『アナトミー・トレイン』（トーマス・Ｗ・メイヤーズ著・医学書院２００９）
『ヤンダアプローチ』（Phil Page, Clare C.Frank, Robert Lardner 著・小倉秀子監訳・三輪書店２０１３）
『日本人の身体』（安田登著・筑摩書房）

『座らない』（トム・ラス著・新潮社２０１５）
『スタンフォードのストレスを力に変える教科書』（ケリー・マクゴニガル著・大和書房２０１５）
『人体６００万年史上・下』（ダニエル・E・リーバーマン著・早川書房２０１５）
『サピエンス全史上・下』（ユヴァル・ノア・ハラリ著・河出書房新社２０１６）
「日本老年学会」（日老医誌２０１４）
「健康長寿ネット」（公益財団法人長寿科学振興財団）
「平成27年度国民健康栄養調査」（厚生労働省）

Global
Health
Promotion

株式会社グローバルヘルスプロモーションのロゴはGHPのG、グローバル（地球）の円、夜明け（DAWN）のメインモチーフから成り、日の丸、大和（日本、和）をイメージしています。「地球規模で幸せな心と体の健康づくり」というビジョンに向かって、変化し続ける世界の中で常に歩み続け、私たちがこれからの世界のはじまりを拓いていくという強い意志が表現されています。

■ 株式会社グローバルヘルスプロモーション
山口県下関市長府安養寺3丁目2-44
TEL:083-242-9121 / FAX:083-242-9101
http://ghpinc.co

santé co·core

「サンテココア」という名前はSante（健康）co（共に）core（芯）という造語から成り、ロゴは健康と「調和」を意味するコスモスをモチーフに作られています。正円が重なり合うように描かれており、中心から縁（つながり）が広がっていく様子を表しています。体と心の軸を作り、健康や幸せの輪が広がってほしいという願いが込められています。

PROFILE

株式会社グローバルヘルスプロモーション
代表取締役社長
山村 勇介（やまむら ゆうすけ）

1982年山口県生まれ。フィットネスインストラクター・スポーツトレーナー・病院勤務を経て、2009年会社設立。「地球規模で幸せな心と体の健康づくり」というビジョンを掲げ健康教育事業開始。2011年、山口県下関市にフィットネススタジオ・サンテココア長府本店OPEN。老若男女、多様なニーズに応える運動療法施設を展開し、現在は子どもからお年寄りまで4世代が集える健康コミュニティを5店舗運営。その他、企業や行政でのヘルスケア事業をはじめ、医療・教育・スポーツ分野の専門家向け研修講師、プロアスリート専属トレーナー、病院・刑務所・専門学校等の非常勤講師も務める。全国各地で500回以上の講演を行い、メディア・執筆・監修など多方面で活躍。5児の父。

著書『習慣を変えると人生がうごく　新しい自分に出会える22の言葉』
（クラブビジネスジャパン刊）

米国スポーツ医学会認定エクササイズフィジオロジスト
NASM認定パフォーマンス向上スペシャリスト
NSCA認定パーソナルトレーナー
日本コアコンディショニング協会マスタートレーナー
健康運動指導士
NEXTトレーナー・オブ・ザ・イヤー2014最優秀賞

山村勇介オフィシャルサイト
https://www.yusukepapa.com

こころも
からだも
まるごと
よくなる

今日《きょう》から運動《うんどう》したくなる！

魔法《まほう》の健康教室《けんこうきょうしつ》

◆

平成 29 年 11 月 25 日 初版発行

著　者　山村　勇介

発行者　田村　志朗
発行所　㈱ 梓 書 院
〒 812-0044 福岡市博多区千代 3-2-1
tel 092-643-7075　fax 092-643-7095

印刷製本　シナノ書籍印刷

◆

©2017 Yusuke Yamamura, Printed in Japan

ISBN978-4-87035-616-0

乱丁本・落丁本はお取替えいたします。

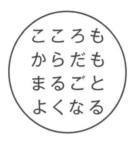